Bhavana Mallipudi

Um olhar sobre as inovações dos meios auxiliares de diagnóstico em patologia oral

Bhavana Mallipudi

Um olhar sobre as inovações dos meios auxiliares de diagnóstico em patologia oral

Do mais tardio ao mais recente

ScienciaScripts

Imprint

Any brand names and product names mentioned in this book are subject to trademark, brand or patent protection and are trademarks or registered trademarks of their respective holders. The use of brand names, product names, common names, trade names, product descriptions etc. even without a particular marking in this work is in no way to be construed to mean that such names may be regarded as unrestricted in respect of trademark and brand protection legislation and could thus be used by anyone.

Cover image: www.ingimage.com

This book is a translation from the original published under ISBN 978-3-659-61085-1.

Publisher:
Sciencia Scripts
is a trademark of
Dodo Books Indian Ocean Ltd. and OmniScriptum S.R.L publishing group

120 High Road, East Finchley, London, N2 9ED, United Kingdom
Str. Armeneasca 28/1, office 1, Chisinau MD-2012, Republic of Moldova, Europe
Printed at: see last page
ISBN: 978-620-7-69061-9

Meios de diagnóstico avançados em patologia oral

ÍNDICE DE CONTEÚDOS

Capítulo 1	**7**
Capítulo 2	**11**
Capítulo 3	**13**
Capítulo 4	**86**

LISTA DE ABREVIATURAS

- FNAC — Fine Needle Aspiration
- PML — Premalignant Lesions
- OSCC — Oral Squamous Cell Carcinoma
- TB — Toulidine Blue
- DNA — Deoxyribose Nucleic Acid
- RNA — Ribose Nucleic Acid
- CIS — Carcinoma In situ
- COE — Conventional Oral Examination
- LOH — Loss of heterozygozity
- FAD — Flavin Adenine Dinucleotide
- NADH — Nicotinamide Adenine Dinucleotide
- POC — Point of Care
- pSS — Primary Sjogrens Syndrome
- qRT-PCR — Quantitative real time-Polymerase chain reaction
- GCF — Gingival Crevicular Fluid
- HPV — Human Papilloma Virus
- EBV — Ebstein Barr Virus
- CMV — Cytomegalovirus
- AIDS — Acquired Immune deficiency Syndrome
- HIV — Human Immunodeficiency Virus
- HAART — Highly active antiretroviral therapy

- TGF	Transforming growth factor
- IL	Interleukin
- VEGF	Vascular endothelial growth factor
- EGF	Epidermal growth factor
- IGF	Insulin like growth factor
- MMP	Matrix metalloprotrinase
- HIF	Hypoxia inducible factor
- CA	Carbonic anhydrase
- E-Cadherin	Epithelial Cadherin
- N-Cadherin	Neural Cadherin
- CYFRA	Cytokeratin fragment
- CK	Cytokeratin
- DAP-K	Death associated protein kinase
- OPC	Oropharyngeal Candidiasis
- ELISA	Enzyme linked immunosorbent assay
- Ig	Immunoglobulin
- HSV	Herpes simplex virus
- VZV	Varicella zoster virus
- HHV	Human herpes virus
- PCR	Polymerase chain reaction
- PCR-RFLP	Restriction fragment length polymorphism
- RT-PCR	Reverse transcription-Polymerase chain reaction
- IVD	in vitro diagnostics

- CE Conformite Europeene
- RANKL Receptor activator of nuclear factor kappa-B ligand
- DAPI 4',6-diamino-2-phenylindole
- DRAQ5 Deep red fluorescing agent
- CV Coefficient of variation
- SPF S-phase fraction
- PET Positron emission Tomography
- FDG Fluorodeoxyglucose
- SUV Standardized uptake value
- ESS Elastic scattering spectroscopy
- DPS Differential path length spectroscopy
- OCT Optical coherence tomography
- NMR Nuclear magnetic resonance spectroscopy
- PBS Phosphate buffered saline
- BSA Bovine serum albumin
- H & E Hematoxylin and eosin
- A Adenine
- T Thymine
- G Guanine
- C Cytosine
- ISH In situ hybridization
- FISH Fluorescent in situ hybridization
- LCM Laser capture microdissection

- CDKN2A — Cyclin Dependent Kinase Inhibitor 2A
- FITC — Fluorescein isothiocyanate
- TRITC — Tetramethylrhodamine

INTRODUÇÃO

A patologia é o estudo do sofrimento. Mais especificamente, é uma disciplina de transição que envolve tanto a ciência básica como a prática clínica e dedica-se ao estudo das alterações estruturais e funcionais das células, tecidos e órgãos que estão na base da doença. Através da utilização de técnicas moleculares, microbiológicas, imunológicas e morfológicas, a patologia tenta explicar os porquês dos sinais e sintomas manifestados pelo doente, ao mesmo tempo que fornece uma base sólida para uma terapêutica e cuidados clínicos racionais.[1]

Mais precisamente, a Patologia Oral e Maxilofacial ocupa-se do diagnóstico e do estudo das causas e dos efeitos das doenças que afectam a região oral e maxilofacial. Estas podem ser congénitas, adquiridas, vasculares, infecciosas, traumáticas, auto-imunes, metabólicas e neoplásicas, para citar algumas. O diagnóstico destas condições é importante para melhorar o prognóstico. Pode ser efectuado utilizando vários meios auxiliares de diagnóstico ou testes realizados para confirmar ou determinar a presença da doença num indivíduo suspeito de a ter, normalmente após o relato de sintomas. As doenças de origem bacteriana, fúngica e viral são mais frequentemente identificadas clinicamente através de exame oral, culturas e biopsias. As doenças das glândulas salivares podem ser diagnosticadas por endoscopia, ultrassonografia, sialografia e citologia aspirativa por agulha fina (FNAC). Os quistos, os tumores e as condições neoplásicas são confirmados por um exame histopatológico padrão da amostra de biopsia. Entre as patologias acima mencionadas, as lesões pré-malignas (PML), as condições e as condições neoplásicas, especialmente o carcinoma espinocelular oral (OSCC), são as mais prevalentes, o que exige um diagnóstico precoce de modo a reduzir a mortalidade.

O campo da patologia desenvolveu-se a um ritmo exponencial nas últimas décadas. Durante muitos anos, a histopatologia foi o padrão de ouro no diagnóstico de lesões orais; no entanto, é um processo bastante lento, que requer vários dias para fixar, incorporar e corar a amostra de biopsia antes de os resultados estarem disponíveis. Está sujeita à interpretação dos patologistas e, embora possa detetar alterações celulares, só pode detetar alterações moleculares se forem utilizadas técnicas especiais. . As técnicas moleculares contribuíram grandemente para a compreensão da patogénese das doenças genéticas e para o diagnóstico de várias neoplasias malignas indiferenciadas.

A maioria dos doentes tem medo e está stressada com a perspetiva de biópsias com bisturi. Há uma grande necessidade de desenvolver novos métodos não invasivos para o diagnóstico de doenças que possam ser utilizados pelos prestadores de cuidados primários: estes métodos melhorariam o resultado da doença.

Uma das técnicas não invasivas mais antigas é a aplicação de azul de toluidina (TB), que tem uma afinidade para os ácidos nucleicos e, por conseguinte, se liga ao material nuclear em tecidos com um elevado teor de ácido nucleico de desoxirribose (ADN) e ácido nucleico de ribose (ARN). Durante décadas, os profissionais de saúde dentária mediram a capacidade de tamponamento e o conteúdo bacteriano da saliva para avaliar o risco de uma pessoa desenvolver cáries dentárias. Atualmente, os avanços científicos e tecnológicos na bioquímica, microbiologia e imunologia estão a levar à descoberta de novos biomarcadores na saliva que podem ser utilizados para detetar doenças sistémicas, como a doença cardíaca isquémica, a insuficiência cardíaca e o cancro. Tal como acontece noutros campos da medicina, as abordagens de diagnóstico da cavidade oral estão a orientar-se para métodos não invasivos, simples, baratos, indolores e acessíveis, como a citologia, a biópsia por escovagem, os lavagens com toluidina, os dispositivos quimiluminiscentes, a auto-fluorescência, a espetroscopia e mais alguns avanços, como a hibridação in situ, que ajuda a compreender os conceitos básicos, como a odontogénese e a citogenética, que também mudaram a própria face da patologia oral de diagnóstico. Assim, o advento destes novos métodos lançou luz sobre vários campos da medicina dentária.

Esta dissertação bibliográfica tem como objetivo analisar os avanços nos meios de diagnóstico, de modo a ajudar no diagnóstico e no plano de tratamento adequados.

Lista de meios auxiliares de diagnóstico avançados:

Meios de diagnóstico avançados para lesões orais:-[2]

I. Métodos clínicos

A. Coloração vital - azul de toluidina/iodo de lugol

B. Vizilite

C. Citologia em escova

II. Adjuntos de visualização Auto fluorescência de tecidos

A. VELscópio

B. Microscopia confocal in vivo

III. Diagnóstico do cancro oral com base na saliva

A. Métodos moleculares

1. Ploidia de ADN e quantificação do teor de ADN nuclear
2. Marcadores tumorais e marcadores biológicos
3. Meios auxiliares de diagnóstico baseados na PCR

IV. Diagnóstico fotográfico

A. Espectroscopia de auto-fluorescência

B. Fotografia de fluorescência

C. PET Scan

Apesar dos meios auxiliares de diagnóstico acima referidos, eis mais alguns avanços enumerados abaixo.

I. Biopsia ótica:

a. Espectroscopia Raman
b. Espectroscopia de dispersão elástica
c. Espectroscopia de comprimento de percurso diferencial Tomografia de coerência ótica
d. Tomografia de Coerência Ótica
e. Espectroscopia de ressonância magnética nuclear
f. Espectroscopia de infravermelhos
g. Outros

ii. Ensaio de imunoabsorção enzimática
iii. Imunohistoquímica
iv. Colposcopia
v. Tecnologia de pastilhas de ADN
vi. Métodos de hibridação
vii. Microdissecção por captura laser
viii. Hibridação comparativa do genoma

HISTÓRIA

A patologia cirúrgica era um empreendimento largamente desconhecido há um século atrás. A interface inicial entre a cirurgia e a patologia foi traçada de forma eloquente por *Underwood.* As primeiras ilustrações microscópicas de tumores humanos foram encontradas num texto de *Sir Edward Home* em *1830,* seguido pouco depois por outro de *Johannes Muller* em 1838.

O termo "biopsia" foi introduzido na terminologia médica em 1879 por *Ernest Besnier.* Ao estudar os marcos no desenvolvimento da patologia cirúrgica, é possível distinguir três fases em mais de 100 anos de história do desenvolvimento do método: uma utilização ocasional do procedimento histológico envolvendo órgãos e tecidos vivos acessíveis para observação e estudo, aproximadamente até ao final do século XIX; aplicação restrita da biopsia até meados do século XX; fase atual em que o método é amplamente adotado e utilizado de forma geral e total no que diz respeito ao organismo humano, não só em oncologia, mas praticamente em todas as especialidades clínicas. O progresso na patologia cirúrgica foi lento, uma vez que a tecnologia existente na altura para o manuseamento e a secção de tecidos humanos não estava muito desenvolvida. A incorporação de espécimes em cera não foi generalizada até ao *século XIX* e a histotecnologia era ainda rudimentar. Os cortes congelados estavam a ser introduzidos nos centros médicos americanos e eram considerados fiáveis na viragem do século XX.[3]

As origens da histoquímica remontam diretamente ao botânico francês *François-Vincent Raspail,* que, segundo *Pearse*, em *1825,* foi o primeiro a apreciar plenamente o poder da combinação de uma reação química com a observação microscópica de tecidos e células. Apesar do início auspicioso, os progressos foram lentos e rapidamente se tornaram ainda mais lentos à medida que os corantes de anilina tomaram conta do campo da histologia. [3]

O interesse ressurgiu na *década de 1930* com a publicação da *obra Histochimie* Animale *de Lison.* No período de *1940* a *1970,* assistiu-se ao desenvolvimento da imunohistoquímica, da hibridação in situ e das técnicas de biologia molecular.[3]

A presente dissertação bibliográfica descreve sucintamente alguns dos vários métodos, bem como as suas aplicações no domínio da patologia oral.

TIPOS DE MEIOS AUXILIARES DE DIAGNÓSTICO

I. MÉTODOS CLÍNICOS:-

A. COLORAÇÃO VITAL:-

- A coloração vital é a coloração de células ou tecidos vivos. A técnica mais antiga foi desenvolvida por *Paul Ehrlich* em *1885* e envolvia a imersão de tecido recentemente removido em azul de metilo. Existem duas técnicas para a coloração vital, nomeadamente a coloração intravital dentro do corpo vivo (*in vivo*) e a coloração supravital fora do corpo, que normalmente envolve a preparação de lâminas de células destacadas. A tuberculina e o iodo de lugol são os dois corantes utilizados. O TB (também conhecido como cloreto de tolónio) é um corante metacromático acidofílico que cora seletivamente os componentes ácidos dos tecidos (sulfatos, carboxilatos e radicais fosfato), corando o ADN e o ARN.4

a) COLORAÇÃO COM AZUL DE TOLUDINE E IODO DE LUGOL:-

- A TB é um membro do grupo das tiazinas e é parcialmente solúvel em água e álcool. A TB tem sido conhecida por várias aplicações médicas desde a sua descoberta por *William Henry Perkin* em *1856,* após o que foi principalmente utilizada pela indústria de corantes.
- Também conhecida como metilanalina ou aminotolueno, tem basicamente 3 isoformas, nomeadamente a orto-toluidina, a para-toluidina e a meta-toluidina.
- A TB tem sido amplamente utilizada como corante vital para lesões das mucosas e também tem encontrado aplicações em secções de tecidos para corar especificamente determinados componentes devido à sua propriedade metacromática.

• ***Método:-***

- A TB é uma coloração nuclear metacromática básica que cora o material nuclear de lesões malignas e PML, mas não a mucosa normal, utilizada por
- o doente enxagua a boca com ácido acético a 1% durante 20 segundos, seguido de um

enxaguamento semelhante com água duas vezes durante 20 segundos;

- enxaguar a boca com 5-10 cc. Solução de azul de toluidina a 1%; e
- enxaguamento com solução de ácido acético a 1% (5 oz.) durante cerca de 1 minuto, seguido de um enxaguamento com água.[5]

- ***Mecanismo:-***

- Os núcleos das células malignas têm uma maior absorção do corante, o que se manifesta num aumento da síntese de ADN.
- Penetração rápida do corante através de células tumorais dispostas aleatoriamente.[6]

b) **IODO DE LUGOL:-**

- O italiano *Camillo Golgi (1829)* introduziu esta coloração.
- A solução de iodo de Lugol é formada por dois gramas de iodo e quatro gramas de iodeto de potássio em 100 cc de água destilada.[6]
- ***Método:-***

- Depois de registar as características clínicas e fotografar as lesões clinicamente suspeitas, aplica-se ácido acético a 1% no tecido lesionado durante 20 segundos e depois enxagua-se com água.
- Posteriormente, é tirada outra fotografia após a aplicação de iodo de Lugol na lesão com um cotonete durante 10-20s.[6]

- ***Mecanismo:-***

- As lesões com coloração castanha são consideradas positivas, enquanto as lesões sem qualquer retenção de coloração são consideradas negativas.
- O teor de glicogénio presente no epitélio normal constitui a base da coloração selectiva da mucosa intacta com iodo de Lugol.
- Esta coloração selectiva ajuda a diferenciar o epitélio inflamatório ou carcinomatoso do epitélio normal, onde o teor de glicogénio é baixo.[6]

- ***Aplicação:-***

- Na população de maior risco, os doentes com cancro prévio do trato aerodigestivo superior, a TB tem uma maior sensibilidade para detetar carcinoma *in situ* (CIS) e CCEO quando comparada com um exame oral convencional (COE) (96,7% e 40%, respetivamente).
- Os estudos que avaliaram a TB mostraram uma sensibilidade e especificidade que variam entre 93,5 e 97,8% e 73,3 e 92,9%, respetivamente.
- A coloração TB pode identificar PMLs orais de alto risco com mau resultado 48-50 e a coloração TB positiva pode estar relacionada com alterações genéticas [perda alélica ou perda de heterozigotia (LOH)] associadas à progressão para CCEO, mesmo em lesões histologicamente benignas e lesões com displasia ligeira.
- A TB também pode ajudar no pré-operatório; num caso relatado de CCEO, havia células malignas ou pré-malignas a mais de 1 cm de distância, o que exigiu uma ressecção de uma dimensão que não teria sido abordada apenas durante a EOC, embora, a partir da discussão acima, se possa ver que mesmo uma mucosa de aspeto normal pode conter alterações moleculares de carcinogénese precoce.[5]

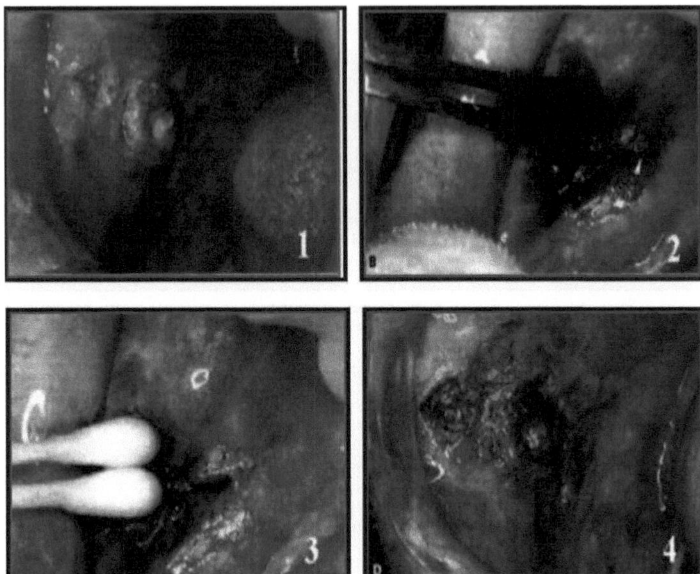

Fig:1 Etapas da coloração com azul de toluidina 1)Suspeita de lesão inócua, 2) Aplicação do corante azul de toluidina a 1%, 3) Neutralização com ácido acético a 1% 4) Retenção da cor azul, indicativa de lesão maligna.[6]

B. QUIMILUMINESCÊNCIA(VIZILITE):

- A inspeção clínica da mucosa oral com o auxílio de luz azul/branca quimiluminiscente foi recentemente sugerida para melhorar a identificação de anomalias da mucosa em relação à utilização de luz incandescente normal.[7]

VIZILITE:

- O Vizilite é um procedimento indolor, eficaz, rápido e que salva vidas.
- O Vizilite é armazenado entre 590 - 860 Fahrenheit.
- O kit Vizilite é composto por uma solução de ácido acético a 1%, uma cápsula (que emite luz), um retractor e as instruções do fabricante.[8]

- ***Métodos e mecanismos:- A utilização de um sistema de controlo de qualidade é um processo que pode ser realizado por um profissional.***

- A tecnologia relevante envolve a utilização de um enxaguamento oral com uma solução de ácido acético a 1% durante 1 minuto, seguido do exame da mucosa oral sob luz azul/branca quimiluminiscente difusa (comprimento de onda de 490 a 510 nm).
- A teoria subjacente a esta técnica é a de que o ácido acético remove a barreira glicoproteica e desseca ligeiramente a mucosa oral, pelo que as células anormais da mucosa absorvem e reflectem a luz azul/branca de uma forma diferente das células normais.
- Assim, a mucosa normal aparece azulada, ao passo que as áreas anormais da mucosa reflectem a luz (devido ao rácio nuclear/citoplasmático mais elevado das células epiteliais) e aparecem mais branco acetinado com margens mais brilhantes, mais nítidas e mais distintas.[9]

- ***Aplicações:-***

- O Vizilite utiliza uma tecnologia que se revelou eficaz na deteção das anomalias dos tecidos moles.
- Um exame Vizilite é essencial para as pessoas mais susceptíveis ao cancro oral. O Vizilite permite detetar precocemente o cancro oral em pacientes que não apresentam sintomas.
- O Vizilite, em combinação com um exame visual regular, proporciona um procedimento de rastreio oral abrangente para os pacientes que apresentam um risco elevado de cancro oral.

É de salientar que nenhum estudo demonstrou que a quimioluminescência pode ajudar a diferenciar a displasia/carcinoma de lesões benignas.[7]

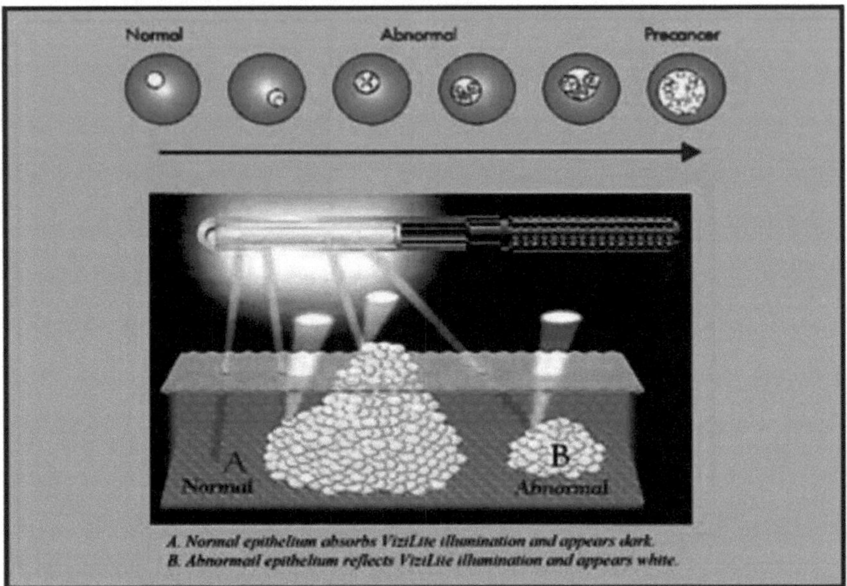

Fig:2 Imagem mostrando o mecanismo da vizilite.10

C. BIÓPSIA/ CITOLOGIA POR ESCOVAGEM ORAL:

- O objetivo da técnica altamente sensível e específica da biopsia por escovagem oral é fornecer uma amostra por um meio menos doloroso e mais simples do que a biopsia por bisturi ou punção.
- A exatidão dos testes de escovagem tem sido objeto de muitos estudos publicados.
- Em todos os estudos em que as lesões orais foram avaliadas simultaneamente por uma biopsia por escovagem e por uma biopsia cirúrgica, este teste demonstrou ter uma sensibilidade e uma especificidade muito superiores a 90%.
- A biopsia oral com escova utiliza uma escova de cerdas circulares especialmente concebida para aceder e recolher amostras de todas as camadas epiteliais, incluindo a camada de células basais e os aspectos mais superficiais da lâmina própria.

- A biópsia por escovagem tem muitas vantagens: é um teste indolor, fácil de efetuar e que pode ser utilizado para avaliar qualquer lesão suspeita, incluindo pequenas lesões orais brancas e vermelhas comuns, e para excluir a displasia.
- Gupta *et al.* combinaram a biópsia oral convencional por escovagem com a aplicação de TB para localizar áreas suspeitas da mucosa.
- Scully *et al.* afirmaram que a sensibilidade da biopsia com escova na deteção de displasia ou CCEO é de 71,4%, enquanto a especificidade é de apenas 32%.
- A biópsia por escovagem oral associada a uma análise assistida por computador foi desenvolvida como uma técnica para avaliar alterações inexplicáveis clinicamente detectáveis do epitélio de superfície da mucosa oral; em caso de suspeita de cancro ou pré-cancro, a sensibilidade é de até 40%.
- Esta técnica baseia-se na citomorfometria quantitativa e na aneuploidia do ADN com análise assistida por computador.
- No entanto, a especificidade limitada da atual análise baseada na citologia continua a ser um grande obstáculo à deteção e intervenção precoces do cancro oral.
- Dado que a citologia esfoliativa também recolhe biomarcadores celulares de ADN, ARN e proteínas, novas técnicas de diagnóstico que visem biomarcadores tumorais precoces e transformação molecular poderiam reforçar o papel e a utilidade da citologia oral no diagnóstico clínico.
- Foi descrita a citologia esfoliativa baseada numa plataforma de sensores nano-bio-chip para a deteção do cancro oral.
- O diagnóstico do carcinoma oral através da biópsia por escovagem oral com citologia esfoliativa baseada na plataforma de sensores nano-bio-chip apresenta uma sensibilidade de 97-100% e uma especificidade de 86%.[3]

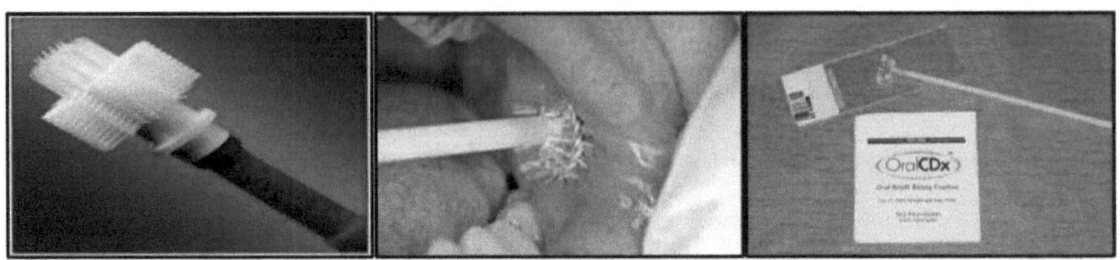

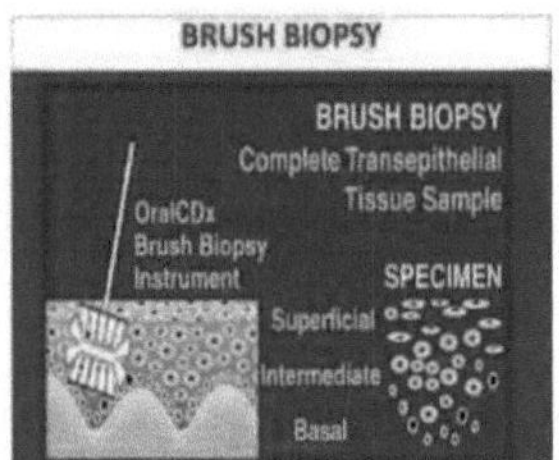

Fig :3 Método e mecanismo da biopsia em escova.[6]

II. A VISUALIZAÇÃO É UM COMPLEMENTO DA AUTO-FLUORESCÊNCIA DOS TECIDOS:

A. *VELSCOPE--*

- A premissa básica da visualização da fluorescência dos tecidos é que pode permitir aos clínicos ver os efeitos das alterações celulares, estruturais e/ou da atividade metabólica nos tecidos da mucosa oral, observando a resposta de fluorescência dos tecidos orais em resposta à excitação da luz.

- A fluorescência natural dos tecidos é causada por "fluoróforos".
- Quando os fluoróforos são excitados por uma luz de um comprimento de onda adequado (por exemplo, azul), emitem a sua própria luz num comprimento de onda mais longo (por exemplo, verde).
- Os padrões de fluorescência anormais ajudam o médico a visualizar tecido mucoso não saudável que, por vezes, não pode ser visto a olho nu, incluindo qualquer tecido que esteja a sofrer uma alteração (que pode ocorrer na mucosa oral por várias razões), como displasia pré-maligna ou cancro oral.[11]

- ***Mecanismo:-***

- O conceito subjacente à autoflorescência tecidular é o de que as alterações na estrutura (por exemplo hiperqueratose, hipercromatina e aumento do pleomorfismo celular/nuclear) e no metabolismo (por exemplo, concentração de flavina adenina dinucleótido [FAD] e nicotinamida adenina dinucleótido [NADH]) do epitélio, bem como alterações do estroma subepitelial (por exemplo, composição da matriz de colagénio e elastina), alteram a sua interação com a luz.
- Especificamente, estas alterações epiteliais e estromais podem alterar a distribuição dos fluoróforos dos tecidos e, consequentemente, a forma como emitem fluorescência após estimulação com luz de excitação azul intensa (400 a 460 nm), um processo definido como autoflorescência.
- O sinal de autoflorescência é finalmente visualizado diretamente por um observador humano.
- No que diz respeito à cavidade oral, a mucosa oral normal emite uma autofluorescência verde pálida quando observada através da peça de mão do instrumento, enquanto o tecido anormal exibe uma diminuição da autofluorescência e aparece mais escuro em relação ao tecido saudável circundante.[7]

- ***Objetivo:***

Vários estudos investigaram a eficácia do sistema VELscope como um complemento ao exame visual para,

i. melhorar a distinção entre tecidos normais e anormais (alterações benignas e malignas)
ii. diferenciação entre alterações benignas e displásicas/malignas
iii. e identificar lesões displásicas/malignas (ou margens de lesões) que não são visíveis a olho nu sob luz branca.[12]

- ***Aplicação:-***

- A autofluorescência dos tecidos tem sido utilizada no rastreio e no diagnóstico de cancros precoces e de cancro precoce do pulmão, do colo do útero, da pele e, mais recentemente, da cavidade oral.
- O sistema VELscope parece ser muito promissor devido à sua capacidade e eficácia na

identificação de lesões e margens de lesões que são ocultas ao exame visual sob luz branca.

- Utilizando a histologia como padrão de ouro, o VELscope demonstrou uma elevada sensibilidade e especificidade na identificação de áreas de displasia e cancros que se estendiam para além dos tumores clinicamente evidentes.
- Uma aplicação clínica direta consiste na avaliação das margens das lesões em doentes com doenças orais potencialmente malignas, melhorando assim a gestão cirúrgica.[7]

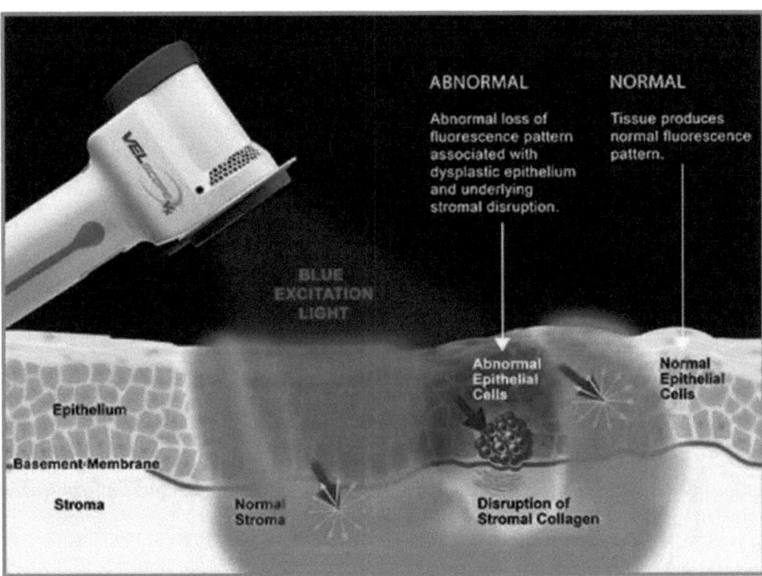

Fig:4 Mecanismo do VELscope.13

B. MICROSCÓPIO CONFOCAL IN VIVO

- A microscopia confocal é uma técnica de imagem para várias investigações no domínio da biologia celular, com a vantagem de permitir o corte ótico e a obtenção de imagens de alta resolução.
- As imagens confocais *in vivo* da cavidade oral mostram os aspectos característicos, como a irregularidade nuclear, que é utilizada para diferenciar o CCEO da mucosa oral normal.
- No entanto, é ainda necessária uma maior otimização do instrumento para o classificar como uma

ferramenta não invasiva promissora para a deteção precoce do cancro oral.[14]

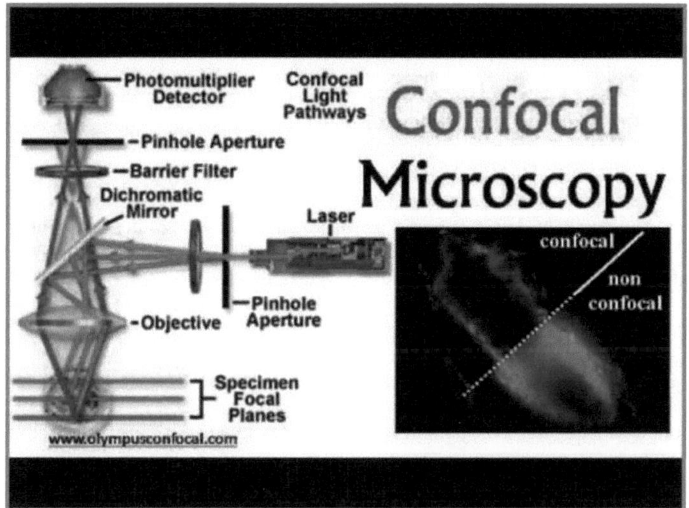

Fig :5 Mecanismo da Microscopia Confocal.[15]

II. DIAGNÓSTICOS BASEADOS NA SALIVA:

- O diagnóstico salivar é um campo dinâmico e emergente que utiliza a nanotecnologia e o diagnóstico molecular para ajudar no diagnóstico de doenças orais e sistémicas.
- A saliva é um fluido biológico clinicamente informativo (biofluido) que é útil para novas abordagens ao prognóstico, diagnóstico laboratorial ou clínico, e monitorização e gestão de pacientes com doenças orais e sistémicas.
- É facilmente recolhido e armazenado e é ideal para a deteção precoce de doenças, uma vez que contém marcadores biológicos solúveis específicos (biomarcadores).
- A saliva contém múltiplos biomarcadores que a tornam útil para ensaios multiplex que estão a ser desenvolvidos como dispositivos de ponto de atendimento (POC), testes rápidos ou em formatos mais padronizados para operações laboratoriais clínicas centralizadas.[16]

- ***Aplicações no domínio forense***
  - Os testes salivares têm sido utilizados numa grande variedade de estudos forenses. As amostras podem ser obtidas a partir de copos, pontas de cigarro, envelopes e outras fontes e depois utilizadas para detetar substâncias do grupo sanguíneo ou proteínas genéticas salivares (principalmente polimorfismos de proteínas ricas em prolina).
  - Aproximadamente 85% dos indivíduos segregam antigénios de grupos sanguíneos na sua saliva, incluindo os antigénios A, B, H e Lewis, que têm sido utilizados para a identificação de indivíduos tanto em casos criminais como em processos judiciais de paternidade.
  - Com a utilização generalizada de testes de ADN, as amostras de ADN colhidas da superfície bucal com uma zaragatoa oral podem ser facilmente obtidas por indivíduos sem formação, sem necessidade de um flebotomista.
  - A saliva está frequentemente presente em locais de crime, juntamente com outros fluidos corporais, e uma vez que o ADN é relativamente estável no estado seco, estas amostras podem ser utilizadas para localizar um indivíduo no local do crime.[16]
- ***Aplicações em doenças auto-imunes***
  - As principais doenças do fator reumatoide incluem o lúpus eritematoso, a esclerodermia e a síndrome de Sjogren.
  - Estas doenças auto-imunes são caracterizadas pela produção de auto-anticorpos que atacam os tecidos saudáveis.
  - Durante décadas, o diagnóstico da síndrome de Sjogrens primária (pSS) baseou-se no exame oral, na deteção de biomarcadores sanguíneos (auto-anticorpos para auto-antigénios (SS-A e SS-B), fator reumatoide e anticorpos antinucleares) e na obtenção de uma biópsia confirmatória da glândula salivar.
  - Mais recentemente, *Hu et al. apresentaram* um painel de biomarcadores salivares que podem distinguir os doentes com ESP dos indivíduos saudáveis.

- Utilizando tecnologias proteómicas e genómicas de ponta, os investigadores procuraram globalmente marcadores na saliva de doentes com ESP e de controlos saudáveis, e descobriram que a saliva total (ou seja, a combinação da saliva da boca com a saliva das glândulas salivares individuais) continha uma série de biomarcadores que podiam detetar a ESP.
- Além disso, o perfil proteómico e genómico destes marcadores salivares reflectia os danos nas células glandulares, a resposta imunitária anti-viral activada ou a morte celular programada que se sabe estarem envolvidos na patogénese da ESP.
- O valor destes biomarcadores salivares candidatos para o diagnóstico da ESP foi confirmado por técnicas de reação em cadeia da polimerase quantitativa em tempo real (qRT-PCR) e de immunoblotting pelos mesmos investigadores.
- À semelhança da ESP, o progresso feito na catalogação de biomarcadores orais derivados do proteoma salivar proporcionou uma oportunidade única e uma nova abordagem para a utilização futura de diagnósticos salivares em muitas outras condições.[16]

- Aplicações em doenças orais comuns

Muitas das moléculas derivadas do fluido salivar ou do fluido gengival crevicular (GCF) são utilizadas como biomarcadores de diagnóstico para doenças orais, incluindo o cancro oral, e condições causadas por fungos (espécies de Candida), vírus (vírus do papiloma humano [HPV], vírus Epstein-Barr [EBV], citomegalovírus [CMV]) e bactérias (várias espécies envolvidas em doenças periodontais e cáries).

- Em muitos casos, as doenças orais induzidas por agentes patogénicos têm sido relatadas como infecções oportunistas ou secundárias e são referidas como manifestações precoces da Síndrome da Imunodeficiência Adquirida (SIDA) em indivíduos infectados pelo Vírus da Imunodeficiência Humana (VIH).
- A frequência de muitas manifestações orais relacionadas com a SIDA é variável, mas aumenta na ausência de terapêutica antirretroviral altamente ativa (HAART) e pode indicar um tratamento

HAART inadequado, o desenvolvimento de resistência aos medicamentos ou o fracasso terapêutico.[16]

- Aplicações no carcinoma de células escamosas oral:-

- Mais recentemente, a deteção de biomarcadores na saliva surgiu como uma nova abordagem para o diagnóstico de
- OSCC e as suas fases de desenvolvimento, incluindo o processo inicial, a invasão, a recorrência e o tratamento.
- Foi previamente descrita uma descrição exaustiva destes biomarcadores do cancro oral, incluindo oncogenes (por exemplo, C-myc, c-Fos, C-Jun), antioncogenes (por exemplo, p53, p16), citocinas (por exemplo, fator de crescimento transformador [TGF-P1], interleucina [IL-8] e interleucina [IL-1 £]), factores de crescimento (por exemplo, fator de crescimento endotelial vascular [VEGF], fator de crescimento epidérmico [EGF] e fator de crescimento semelhante à insulina [IGF]), proteinases de degradação da matriz extracelular (Matrix metallopopin [IGF]), factores de crescimento (por exemplo, fator de crescimento endotelial vascular [VEGF], fator de crescimento epidérmico [EGF] e fator de crescimento semelhante à insulina [IGF]). Fator de crescimento endotelial vascular [VEGF], Fator de crescimento epidérmico [EGF] e Fator de crescimento semelhante à insulina [IGF]), proteinases de degradação da matriz extracelular (Matrix metalloproteinase [MMP1], MMP2, MMP9), marcadores de hipoxia (Hypoxia inducible fator [HIF- a], Carbonic Anhydrous [CA-9]), marcadores de transição epitelial-mesenquimal (e.g. Epithelial-Cadherin [E-cadherin],Neural-Cadherin [N-cadherin] e £- catenin), factores tumorais epiteliais (CYFRA 21-1), citoqueratinas (Cytokeratin [CK13, 14 e 16]), moléculas de micro RNA e hipermetilação de genes relacionados com o cancro (proteína tumoral [p16] e proteína quinase associada à morte [DAP-K]).
- Estes biomarcadores foram definidos utilizando técnicas moleculares, transcriptómicas, genómicas, proteómicas, metabolómicas e fenotípicas.
- No entanto, é necessário um maior desenvolvimento e validação destes biomarcadores para a sua

aplicação de rotina em diagnósticos clínicos, a fim de ajudar na deteção precoce do cancro, na avaliação dos riscos e na resposta às terapias.

- O aperfeiçoamento de um painel de biomarcadores salivares solúveis dependerá da sua estabilidade e exatidão de deteção, da incorporação em ensaios sensíveis e reprodutíveis de fácil execução, da elevada sensibilidade e especificidade para indicar doenças específicas e as suas fases de desenvolvimento, da fácil quantificação no laboratório clínico e da integração rentável em algoritmos de diagnóstico clínico. [16]

- *Aplicações em doenças fúngicas orais*

- A cavidade oral de indivíduos imunocompetentes contém microbiota residente que coexiste sob um delicado equilíbrio imunofisiológico e inclui um importante componente fúngico conhecido como micobioma oral.
- Este último inclui fungos cultiváveis e não cultiváveis, alguns dos quais podem ser patogénicos, causando doenças orais comuns, como a candidíase orofaríngea (OPC), frequentemente observada em indivíduos imunocomprometidos. Classicamente, o diagnóstico das micoses orais, incluindo a OPC, baseia-se num exame clínico oral juntamente com a recolha de amostras orais (zaragatoa, expetoração ou saliva) para análise laboratorial clínica.
- Este último envolve cultura *in vitro* para isolar e identificar o agente etiológico, análise microscópica direta para visualização do agente patogénico e coloração histopatológica para confirmar o agente etiológico e avaliar a gravidade dos danos nos tecidos.
- Até à data, as amostras de saliva para o diagnóstico clínico de infecções fúngicas são utilizadas apenas para o isolamento de agentes patogénicos e não para aplicações directas de ensaios clínicos.
- No entanto, foi relatado o desempenho de um kit comercial de ensaio imunoenzimático (ELISA) para detetar o antigénio manano de Candida em soluções de enxaguamento oral, mas é necessária uma maior otimização do ensaio para amostras orais.
- Também foram feitas tentativas experimentais para detetar anticorpos salivares de imunoglobulina

A [IgA] ou IgG contra Candida, mas o imunodiagnóstico continua a ser ilusório devido às diferenças observadas na sensibilidade e especificidade de diferentes ensaios ao detetar várias preparações de antigénio de Candida.[16]

- Aplicação em doenças orais causadas por vírus:-

- As doenças orais causadas por vírus são prevalecentes, incluindo os papilomavírus (HPV associado ao cancro oral -OSSC- e verrugas orais) e os herpesvírus (EBV que causa leucoplasia pilosa e está também associado a vários tipos de malignidades linfóides e epiteliais; CMV que provoca infecções oportunistas após transplante de órgãos sólidos, retinite, distúrbios gastrointestinais e neurológicos e ulcerações orais; Vírus Herpes Simplex 1 e 2 [HSV-1 e HSV-2] e Vírus Varicela Zoster [VZV] que também provocam ulcerações orais do tipo aftoso; e Herpesvírus Humano 8 [HHV-8] que provoca sarcoma de Kaposi oral e sistémico).
- Estas doenças orais têm sido mais frequentemente notificadas em doentes imunocomprometidos devido à deficiência do sistema imunitário, especialmente nos doentes com VIH/SIDA que não recebem HAART, o que representa mais de 70% das pessoas que residem em países onde a epidemia de SIDA é mais devastadora.
- A deteção experimental do HPV em amostras de saliva utilizou ensaios de ácidos nucleicos, como a amplificação do ADN do HPV por Reação em Cadeia da Polimerase [PCR], e esta metodologia também foi utilizada para detetar diferentes tipos de HPV.
- Os anticorpos contra o HPV foram testados simultaneamente em amostras de soro, saliva e transudado da mucosa oral, produzindo resultados promissores quando se utilizam fluidos orais, mas foi também recomendada uma maior otimização como alternativa fiável ao teste sérico do HPV.
- A carga de ADN do EBV no sangue e na saliva, detectada por PCR, apresentou resultados semelhantes em coortes de doentes infectados pelo VIH.
- A técnica de nested PCR tem sido utilizada para detetar consistentemente o CMV na placa

subgengival, na saliva não estimulada e no sangue periférico de pacientes com periodontite crónica, tendo sido referido que a saliva é tão fiável como a urina para a deteção do CMV em grandes programas de rastreio.

- Mais recentemente, as amostras de saliva foram utilizadas com êxito para a genotipagem direta de estirpes de CMV num novo método de polimorfismo de comprimento de fragmentos de restrição (RFLP) por PCR, associado à deteção de fragmentos por eletroforese capilar para a genotipagem.
- As análises comparativas por PCR aninhada de amostras de saliva e de sangue periférico demonstraram consistentemente a deteção do HSV-1 com frequências semelhantes em ambos os tipos de amostras.
- Do mesmo modo, foram comunicadas a deteção e quantificação fiáveis de ácidos nucleicos para HSV-1, HSV-2 e VZV em fluidos orais.
- Existe um novo sistema normalizado de recolha de saliva em fase líquida, seguido de uma extração totalmente automatizada de ácidos nucleicos virais e de uma transcriptase reversa [RT]-PCR, utilizando ensaios moleculares comercialmente disponíveis para diagnóstico *in vitro* (IVD)/Conformite Europeene (CE).
- Por último, a disseminação do HHV-8 na saliva também foi demonstrada por PCR e imunohistoquímica, e a carga de HHV-8 no sangue, no soro e na saliva apresentou títulos comparáveis por qRT-PCR.[16]

- Aplicações em doenças orais causadas por bactérias:-

- A cárie e a periodontite são as doenças da cavidade oral causadas por polimicrobianos mais conhecidas.
- O valor clínico dos biomarcadores proteómicos salivares no diagnóstico da doença periodontal está em desenvolvimento experimental e baseia-se nas alterações do perfil das moléculas envolvidas na inflamação, na degradação do colagénio e na perda óssea.
- Apesar destes progressos, alguns dos biomarcadores identificados não são específicos da

doença.

- Tal como acontece com a proteómica salivar, a transcriptómica e a genómica salivares em plataformas de elevado rendimento também foram desenvolvidas utilizando doenças orais como modelos, mas enfrentam desafios semelhantes aos acima descritos.
- Para além da utilização de amostras de placa bacteriana para métodos convencionais de isolamento bacteriano e de amostras de saliva para o perfil de biomarcadores proteómicos, as amostras de FGC também foram testadas por ELISA para avaliar a expressão diferencial de biomarcadores específicos do hospedeiro (por exemplo, ligando o ativador do recetor do fator nuclear kappa-B [RANKL] e indicadores de catepsina-K da atividade dos osteoclastos) para o diagnóstico experimental da doença periodontal, demonstrando a utilização de amostras de FGC no diagnóstico oral.
- De facto, a deteção dos constituintes do GCF (principalmente mediadores inflamatórios) na saliva é o foco atual da maioria dos testes baseados na saliva para a doença periodontal.
- O valor do diagnóstico salivar na cárie também foi relatado.
- Foi desenvolvido um ensaio experimental utilizando biomarcadores (perfis de oligossacáridos geneticamente determinados presentes nas glicoproteínas salivares) para avaliação do risco de cárie com valor prognóstico para a suscetibilidade à cárie.
- Está em curso a avaliação deste ensaio único para futuras aplicações de diagnóstico.
- Eis alguns dos métodos de extração da saliva.[16]

A. *MÉTODOS* MOLECULARES--

1. PLOIDIA DO ADN E QUANTIFICAÇÃO DO TEOR DE ADN NUCLEAR

- O ADN é a molécula que transporta a informação genética de todos os organismos vivos e é o principal constituinte dos cromossomas.
- O ADN é constituído por um número discreto de blocos de construção química, ou bases, que se

combinam para formar duas cadeias dispostas em hélice dupla.

- Existente principalmente no núcleo da célula, o ADN é importante na reprodução, vida e morte celulares. Consequentemente, o ADN provou ser de interesse para os citometristas de fluxo, tanto no domínio da investigação como no domínio clínico.[17]
- ***Sondas de ADN***

■ Para medir o ADN por citometria de fluxo, é necessário, em primeiro lugar, corar ou marcar o ADN com uma sonda fluorescente.

■ Ao contrário dos fluorocromos utilizados nos anticorpos marcados, as sondas de ADN fluorescem mais quando se ligam à sua molécula alvo.

■ A ligação base-sonda não é tão forte como a do anticorpo ao antigénio e, por conseguinte, a sonda de ADN está em equilíbrio com a sonda livre em solução.

■ Por conseguinte, as alterações na concentração da sonda, por exemplo, através da diluição da amostra, podem influenciar a intensidade de fluorescência do ADN devido à alteração do equilíbrio. Por este motivo, as preparações de ADN não são lavadas para remover a sonda não ligada; caso contrário, o equilíbrio será perturbado.

■ Felizmente, a sonda não ligada não fluoresce e, por conseguinte, apresenta uma fluorescência de fundo reduzida.[17]

- **Sondas de ADN comuns:**[17]

Probe	**Excitation**	**Emission**
Propidium Iodide	536 nm (488 nm laser)	623nm
DAPI (4',6-diamino-2-phenylindole)	359 nm (UV laser)	461nm
DRAQ5	650 nm (488 nm or 633 nm laser)	680nm

Hoescht	346 nm (UV laser)	460nm

- ***Ploidia:***

- A ploidia de uma célula é uma indicação do número de cromossomas existentes nessa célula.
- Cada espécie tem um valor de ploidia diferente.
- Também pode haver variações dentro de uma população individual devido a mutações, multiploidia natural (plantas), certas doenças (incluindo cancro) e apoptose. O citometrista de fluxo tenta definir estes diferentes níveis de ploidia e pode utilizar uma série de definições e termos.
- ***Diploide:*** O número normal (euploide) de 2n cromossomas. Este é o número de cromossomas numa célula somática de uma determinada espécie.
- ***Haploide:*** Metade do número normal de cromossomas 2n, ou 1n. Este é o número de cromossomas de um gâmeta ou célula germinal (esperma/ovo). Mais uma vez, isto depende da espécie.
- ***Hiperdiplóide:*** Maior do que o número normal de cromossomas 2n.
- ***Hipodiplóide:*** Menos do que o número normal de 2n cromossomas.
- ***Tetraploide:*** O dobro do número normal de cromossomas 2n, ou seja, 4n.
- ***Aneuploide:*** Um número anormal de cromossomas.[17]

- ***Preparação da amostra:-***

- ***Suspensão de células individuais:-***

" Certos tipos de células prestam-se naturalmente à análise citométrica de fluxo, apresentando-se numa solução pré-fabricada como uma suspensão de uma única célula (por exemplo, sangue).

" No entanto, este facto não exclui a utilização da citometria de fluxo para determinar a medição do ADN a partir de tecidos sólidos.

" Apenas prolonga o procedimento necessário para obter uma suspensão unicelular.

" A produção de suspensões unicelulares a partir de tecidos sólidos é geralmente facilitada por um de dois métodos - desagregação mecânica (por exemplo, Dako Medimachine) ou desagregação enzimática (colagenase, hialuronidase).

" Ambos os métodos têm as suas vantagens e desvantagens. Os métodos mecânicos são normalmente mais rápidos e tendem a não ser tão agressivos que retirem os antigénios da membrana celular. Além disso, as técnicas mecânicas permitem que a célula seja mantida fria e, por conseguinte, melhor conservada.

" Para que os métodos enzimáticos funcionem eficazmente, as temperaturas devem normalmente rondar os 370C, frequentemente durante várias horas.

" Durante este período, a viabilidade celular pode diminuir. Por outro lado, pode haver mais danos de cisalhamento causados por técnicas mecânicas.

" No entanto, as técnicas mecânicas processam normalmente todo o tecido, enquanto as técnicas enzimáticas podem deixar para trás tecido não digerido, que pode potencialmente conter células de interesse.[16]

- ***Sondas de ADN:-***

" Um ponto importante é verificar os espectros de excitação e emissão da sonda escolhida e certificar-se de que o citómetro de fluxo tem o laser correto para excitar a sonda e os filtros correctos para detetar os espectros de emissão.[12]

- ***Permeabilização celular:-***

" Além disso, como a maior parte do ADN está localizada no núcleo da célula, é necessário introduzir a sonda de ADN no núcleo.

" Isto pode ser feito de várias formas, com diferentes graus de severidade, dependendo dos objectivos finais da medição. Os tratamentos envolvem geralmente a adição de detergentes (saponina, Triton X-100, Nonidet) ou de álcool (etanol, metanol) às células.[16]

- Estabilidade do ADN:-

" A introdução de detergentes ou álcool pode levar à perda de antigénios e a uma degradação mais rápida do ADN.

" A introdução de um fixador (por exemplo, acetona, formaldeído) ajuda a estabilizar a célula. No entanto, a fixação pode também levar a alterações conformacionais das proteínas e à condensação do ADN, resultando em perfis de fluorescência reduzidos do antigénio e do ADN.[12]

Discriminação de dupletos:-

" O problema dos dupletos é resolvido através da utilização de uma porta de discriminação de dupletos baseada nas características da altura da fluorescência, da área de fluorescência e da largura do sinal.

" A altura da fluorescência é a fluorescência máxima emitida por cada célula à medida que esta atravessa o feixe de laser; a área de fluorescência é a quantidade total de fluorescência emitida durante o mesmo trajeto; e a largura do sinal é o tempo que uma célula demora a atravessar o feixe de laser.

" Estas características são diferentes para uma célula que está prestes a dividir-se quando comparada com duas células que estão coladas.

" Uma célula em divisão não duplica o tamanho da sua membrana e do seu citoplasma e, por conseguinte, atravessa o feixe de laser mais rapidamente do que duas células coladas umas às outras.

" Por outras palavras, tem um sinal de largura mais pequeno ou um sinal de altura maior, mas a mesma área que duas células coladas uma à outra.

" Além disso, todo o ADN da célula em divisão está agrupado num único núcleo e, consequentemente, emite uma maior intensidade de fluorescência, em comparação com o ADN de duas células que estão coladas.

" Assim, um dupleto, que tem dois núcleos separados por citoplasma, emite um sinal de menor intensidade durante um período mais longo.

" Isto aparece como um sinal de maior largura, um sinal de menor altura e a mesma área.[16]

■ ***Normalização:-***

" A realização de verificações diárias de alinhamento e a aprovação dos procedimentos normais de controlo de qualidade devem significar que o instrumento é capaz de produzir bons perfis de ADN.

" Estão disponíveis outros padrões de ADN que incluem núcleos de eritrócitos de truta e de galinha como indicadores de ploidia de ADN.

" As amostras de tumores contêm normalmente células diplóides que podem ser utilizadas como padrão interno. Para linhas celulares aneuplóides, a adição de amostras com células diplóides conhecidas pode ajudar na determinação do índice de ADN.[16]

" ***Análises e relatórios de ADN:-***

Algumas directrizes gerais são as seguintes.

a) Determinar a ploidia celular e comunicar o índice de ADN de todas as populações de ploidia.

b) Indicar o coeficiente de variação (CV) do pico principal G0G1. Geralmente, menos de 3 é bom; mais de 8 é mau

c) Ao medir a fração da fase S (SPF) de um tumor diploide, indicar se a fase S foi medida em toda a amostra, incluindo as células normais, ou apenas nas células tumorais, marcadas por anticorpos específicos do tumor.

d) Acrescentar um breve comentário, se necessário, para abranger quaisquer outras informações que possam ser úteis para alguém que esteja a analisar o resultado (por exemplo, número inadequado de células, níveis elevados de detritos, CV elevado, % de fundo, agregados e detritos).

De um modo geral, um resultado deve ser rejeitado se se verificar alguma das seguintes situações:

i. O CV do pico G0G1 é superior a 8%.

ii. A amostra contém menos de 10.000 a 20.000 núcleos.

iii. Os dados contêm mais de 30% de detritos.

iv. O caudal era demasiado elevado, como indicado por um CV alargado ou populações curvas em gráficos de dois parâmetros.

v. O pico G0G1 não está no canal 200 de 1024 ou 100 de 512 (ou seja, numa escala adequada num canal conhecido).

vi. Menos de 200 células em fase S (se o SPF tiver de ser registado).

vii. O rácio G0G1 para G2M não se situa entre 1,95 e 2,05.[16]

2. ***MARCADORES TUMORAIS E BIO-MARCADORES:-***

- Os marcadores tumorais compreendem um vasto espetro de biomacromoléculas sintetizadas em concentração excessiva por uma grande variedade de células neoplásicas.

- Os marcadores podem ser produtos endógenos de células malignas de metabolismo altamente ativo ou produtos de genes recentemente activados, que permaneceram inexpressos no início da vida ou antigénios recentemente adquiridos a nível celular e subcelular.
- O aparecimento de marcadores tumorais e a sua concentração estão relacionados com a génese e o crescimento de tumores malignos nos doentes.
- Um marcador tumoral ideal deve ser altamente sensível, específico, fiável, com elevado valor prognóstico, especificidade de órgão e deve estar correlacionado com os estádios do tumor.[18]
- **Teoricamente, um marcador tumoral ideal deve ter os seguintes critérios**

1. Deve ser altamente sensível e ter poucos falsos negativos.
2. Deve ser altamente específico e ter poucos falsos positivos.
3. Deve ter um valor preditivo positivo e negativo elevado.
4. 100% de exatidão na diferenciação entre indivíduos saudáveis e doentes com tumores.
5. Deve ser capaz de distinguir entre doença neoplásica e não neoplásica e mostrar uma correlação

positiva com o volume e a extensão do tumor.

6. Deve prever a recorrência precoce e ter valor prognóstico.
7. Deve ser clinicamente sensível, ou seja, detetável numa fase precoce do tumor.
8. Os seus níveis devem preceder o processo neoplásico, pelo que deve ser útil para o rastreio do cancro precoce.
9. Deve ser um marcador universal para todos os tipos de neoplasias malignas ou específico para um tipo de neoplasia maligna.
10. Deve ser facilmente ensaiável e ser capaz de indicar todas as alterações em doentes com cancro a receber tratamento.[18]

- Infelizmente, nenhum dos marcadores tumorais registados até à data tem características acima do ideal.[18]

- ***Classificação dos marcadores tumorais***[19]

1.PROLIFERATION MARKERS	Ki-67, PCNA, p27 Kip/gene, DNA polymerase alpha,p 105, p120, Statin
2.ONCOGENES	c-*erb*B-2 gene, *ras* gene, *myc* gene, *bcl*-2 gene
3.GROWTH FACTORS & RECEPTORS	EGFR ,TGF- β,FGF,Insulin and IGF
4.TUMOUR SUPPRESSOR GENES	P53, Retinoblastoma susceptibility suppressor gene.
5.SEROLOGICAL TUMOUR MARKERS	a. Markers associated with cell proliferation b. Markers related to cell differentiation: (Carcinoembryonic proteins like Carcinoembryonic Ag, α-Feto protein) c. Markers related to metastasis: d. Related to other tumour-associated events. e. Related to malignant transformation. f. Inherited mutations. g. Monoclonal Ab-defined tumour markers

- Alguns marcadores tecidulares de malignidade potencial e estabelecida:-[19]

1.MARCADORES DE SUPERFÍCIE CELULAR:

- Hidratos de carbono - especialmente antigénios de grupos sanguíneos
- Antigénios do carcinoma escamoso Ca-1, TA-4, SQM e 3H-1
- Antigénios de hitocompatibilidade
- Factores de crescimento e receptores

2.MARCADORES INTRACELULARES:

- Citoqueratinas
- Filagrina
- Involucrina
- Proteínas desmossómicas
- Antigénio do carcinoma 17.13
- ADN quantitativo

- Regiões organizadoras nucleolares de ligação à prata
- Oncogenes
- Produtos do ácido araquidónico
- Gama-glutamil transpeptidase, lactato desidrogenase e guanidina benzoatase

3. MARCADORES DA MEMBRANA BASAL:
   - Laminina
   - Colagénio IV
4. Marcadores de matriz
   - Tenascina

- Potenciais utilizações dos marcadores tumorais:-[19]

- Rastreio na população em geral
- Diagnóstico diferencial em doentes sintomáticos
- Estadiamento clínico do cancro
- Estimativa do volume do tumor
- Indicador de prognóstico para a progressão da doença
- Avaliar o sucesso do tratamento
- Detetar a recorrência do cancro
- Monitorização das respostas à terapêutica
- Radioimunolocalização de massas tumorais

Determinação da direção da imunoterapia

2. MARCADORES BIO:-

- Os marcadores biológicos (biomarcadores) foram definidos por Hulka e colegas como "alterações celulares, bioquímicas ou moleculares que são mensuráveis em meios biológicos, como tecidos, células ou fluidos humanos".
- Mais recentemente, a definição foi alargada para incluir características biológicas que podem ser objetivamente medidas e avaliadas como um indicador de processos biológicos normais, processos

patogénicos ou respostas farmacológicas a uma intervenção terapêutica.

- Existem dois tipos principais de biomarcadores: os biomarcadores de exposição, que são utilizados na previsão do risco, e os biomarcadores de doença, que são utilizados no rastreio, no diagnóstico e na monitorização da progressão da doença. Os biomarcadores utilizados na previsão do risco, no rastreio e como testes de diagnóstico estão bem estabelecidos e oferecem vantagens distintas e óbvias.[20]
- ***Capacidades dos biomarcadores***[20]

a) Delimitação de eventos entre exposição e doença

b) Estabelecimento da dose-resposta

c) Identificação dos primeiros acontecimentos da história natural

d) Identificação dos mecanismos pelos quais a exposição e a doença estão relacionadas

e) Redução dos erros de classificação das exposições ou dos factores de risco e da doença

f) Estabelecimento de variabilidade e modificação de efeitos

g) Avaliações de risco individuais e de grupo melhoradas

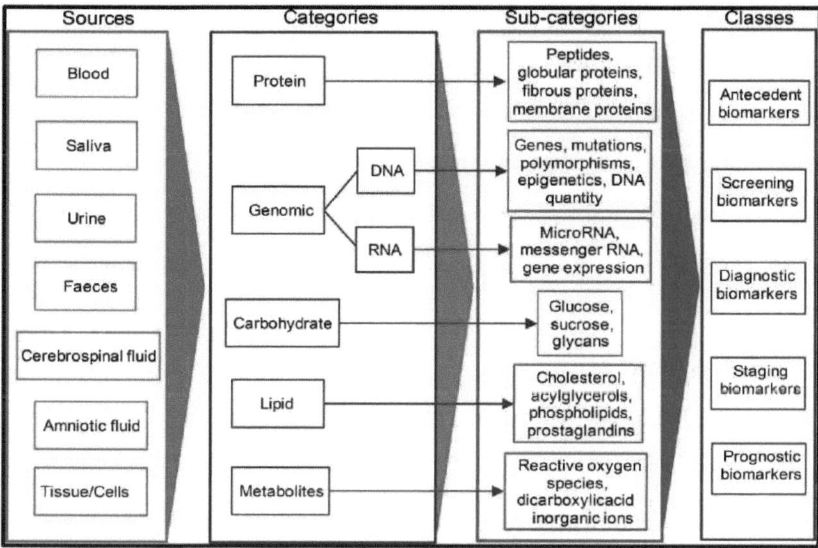

Fig: 6 Diferentes fontes de biomarcadores.[21]

3. MEIOS AUXILIARES DE DIAGNÓSTICO BASEADOS EM PCR

- A PCR é uma técnica de biologia molecular para replicar enzimaticamente o ADN sem utilizar um organismo vivo, como a E.coli ou a levedura.
- A técnica permite que uma pequena quantidade da molécula de ADN seja amplificada muitas vezes, de forma exponencial.
- A PCR é normalmente utilizada em laboratórios de investigação médica e biológica para uma variedade de tarefas, tais como a deteção de doenças hereditárias, a identificação de impressões digitais genéticas, o diagnóstico de doenças infecciosas, a clonagem de genes, o teste de paternidade e a computação de ADN.
- Descoberto por *Kary Mullis (1983)*.

- ***Os componentes da PCR são :-***[22]

- Modelo de ADN, que contém a região do fragmento de ADN a amplificar .
- Dois primers, que determinam o início e o fim da região a ser amplificada.
- Taq polimerase, que copia a região a ser amplificada
- Desoxinucleótidos-trifosfato, a partir dos quais a ADN-polimerase constrói o novo ADN
- Tampão, que proporciona um ambiente químico adequado para a ADN-polimerase

- ***Procedimento:-***[22]

- ***Desnaturação (94-96°C, 5 min)***
- Quebra as ligações de hidrogénio que unem as duas cadeias de ADN.
- ***Recozimento (45-60°C, 1-2 min)***
- Depois de separar as cadeias de ADN, a temperatura é reduzida para que os primers se possam ligar às cadeias de ADN individuais. Este passo é designado por recozimento.
- ***Extensão (72°C durante 45 seg.)***
- Finalmente, a DNA-Polimerase tem de copiar as cadeias de ADN. Começa no iniciador recozido e segue o seu caminho ao longo da cadeia de ADN. Este passo é designado por *extensão.*

- ***Dificuldades: -***[22]

- ***Erros da polimerase***

" A Taq polimerase não possui uma atividade de exonuclease 3' a 5'. Isto impossibilita-a de verificar a base que inseriu e de a remover se estiver incorrecta.

- ***Limitações de tamanho***

" A PCR funciona facilmente com ADN de dois a três mil pares de bases, mas acima deste comprimento a polimerase tende a cair e o ciclo de aquecimento típico não deixa tempo suficiente para que a polimerização se complete.

- ***Escorvamento não específico***

" A ligação não específica dos primers é sempre uma possibilidade devido a duplicações de sequência, ligação não específica e ligação parcial do primer, deixando a extremidade 5' não ligada.

- Modificações:-[23]

- ***Nested PCR*** - destina-se a reduzir as contaminações nos produtos devido à amplificação de sítios de ligação inesperados dos iniciadores. São utilizados dois conjuntos de iniciadores em duas execuções sucessivas de PCR, sendo o segundo conjunto destinado a amplificar um alvo secundário no produto da primeira execução.
- ***PCR inversa*** - é um método utilizado para permitir a PCR quando apenas uma sequência interna é conhecida. Este método é especialmente útil na identificação de sequências de flanqueamento de várias inserções genómicas. Envolve uma série de digestões e auto-ligação antes do corte por uma endonuclease, resultando em sequências conhecidas em cada extremidade da sequência desconhecida.
- ***RT-PCR*** - é o método utilizado para amplificar, isolar ou identificar uma sequência conhecida a partir de uma biblioteca de ARN de células ou tecidos.
- ***PCR assimétrica*** - é utilizada para amplificar preferencialmente uma cadeia do ADN original mais do que a outra. É utilizada em alguns tipos de sequenciação e sondagem de hibridação, em que o ideal é ter apenas uma das duas cadeias complementares.
- ***PCR quantitativa*** - A Q-PCR (PCR quantitativa) é utilizada para medir rapidamente a quantidade de produto de PCR (de preferência em tempo real), sendo assim um método indireto para medir quantitativamente quantidades iniciais de ADN, ARNc ou ARN.
- Este método é normalmente utilizado para determinar se uma sequência está presente ou não e, se estiver presente, o número de cópias na amostra.
- ***A PCR quantitativa em tempo real*** utiliza corantes fluorescentes e sondas para medir a quantidade de produto amplificado em tempo real.
- ***Touchdown PCR*** - A Touchdown PCR é uma variante da PCR que reduz o recozimento inespecífico dos primers através da redução mais gradual da temperatura de recozimento entre

ciclos.

- ***PCR de colónias*** - Os clones bacterianos (E.coli) podem ser seleccionados para obter os produtos de ligação correctos. As colónias seleccionadas são colhidas com um palito esterilizado de uma placa de agarose e colocadas na mistura principal ou em água esterilizada. São adicionados os primers (e a mistura principal) - o protocolo PCR deve ser iniciado com um tempo prolongado a 950C.

- *Utilizações da PCR*

" Impressão digital genética

" Teste de paternidade

" Diagnóstico de doenças - doenças infecciosas e malignas

" Clonagem de genes

" Mutagénese

" Análise de ADN antigo.

" Genotipagem de mutações específicas - utilizada na amplificação de determinados haplótipos ou na deteção de cromossomas recombinantes e no estudo das recombinações meióticas.[23]

" Em medicina dentária, os métodos moleculares aumentam os conhecimentos relativos ao diagnóstico de agentes infecciosos que conduzem a infecções maxilofaciais, favorecendo assim a avaliação de pacientes em risco de doenças como a cárie, a doença periodontal, as infecções endodônticas e o cancro oral.

" A publicação da técnica de PCR foi um divisor de águas revolucionário para a medicina e a ciência.

" Tornou-se uma ferramenta padrão de diagnóstico e investigação em medicina dentária, permitindo o diagnóstico precoce das doenças.[24]

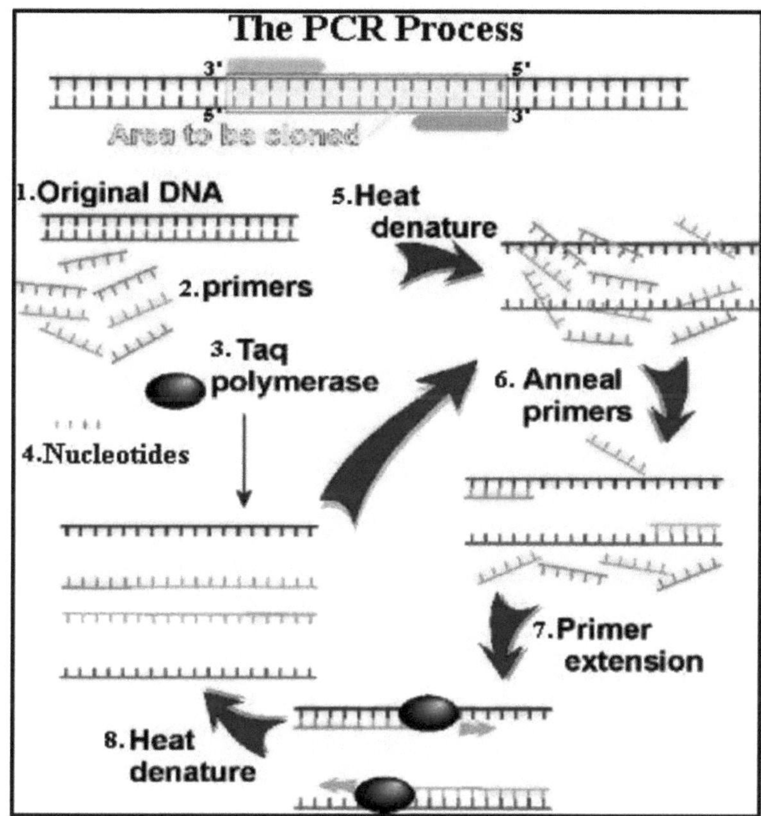

Fig :7 Representação pictórica do processo de PCR.[25]

IV. DIAGNÓSTICO FOTOGRÁFICO:

A. ESPECTROSCOPIA DE AUTO-FLUORESCÊNCIA

- A espetroscopia de autofluorescência é também conhecida como espetroscopia de fluorescência induzida por laser ou espetroscopia de polarização de fluorescência ou espetroscopia de fluorescência resolvida no tempo ou imagem de tempo de vida de fluorescência.[1]

- O sistema é constituído por uma pequena fibra ótica que produz vários comprimentos de onda de excitação e um espetrógrafo que recebe e regista num computador e analisa, com a ajuda de um software, os espectros de fluorescência reflectida do tecido.[14]
- Esta técnica tem a clara vantagem de eliminar a interpretação subjectiva das alterações da fluorescência dos tecidos. No entanto, a desvantagem é que têm de ser testadas e consideradas mais variáveis (por exemplo, combinação de comprimentos de onda, metodologia de análise da fluorescência, etc.), o que conduziu a resultados controversos e muitas vezes pouco claros.[7]
- Além disso, a espetroscopia de autoflourescência não é, por razões práticas, adequada para detetar novas lesões ou para demarcar lesões de grandes dimensões, uma vez que a fibra ótica só pode recolher amostras de uma pequena área da mucosa.
- Isto limita a utilização da espetroscopia à avaliação da pequena lesão da mucosa bem definida que já foi identificada através da inspeção visual, com a tentativa de clarificar a sua natureza benigna ou (pré) maligna.[12]
- ***Mecanismo:-***
- O conceito subjacente é que as alterações na estrutura e no metabolismo do epitélio, bem como as alterações do estroma subepitelial, alteram a sua interação com a luz.
- Especificamente, estas alterações epiteliais e do estroma podem alterar a distribuição dos fluoróforos dos tecidos.[1]

B. FOTOGRAFIA DE FLUORESCÊNCIA:

- A fotografia de fluorescência é um método não invasivo, rápido, simples e reprodutível na deteção do cancro oral.
- A positividade da fluorescência pode mostrar o aumento dos carcinomas e a progressão da doença. O sistema é normalmente utilizado no diagnóstico do carcinoma de células escamosas. No entanto, as biópsias continuam a ser necessárias.

- De acordo com um estudo, a fotografia de fluorescência demonstrou ser uma ferramenta útil para o diagnóstico do cancro oral, especialmente em pacientes com carcinoma de células escamosas.[14]

C. **PET scan:-**

- A nossa cavidade oral é um dos locais de cancro na cabeça e no pescoço que é acompanhado por uma elevada incidência de metástases regionais.
- Devido às metástases nos gânglios linfáticos cervicais, há uma redução significativa da sobrevivência do doente, o que constitui um importante fator de prognóstico para o debate científico atual.
- A tomografia por emissão de positrões (PET) com fluorodeoxiglicose (FDG) é cada vez mais uma ferramenta útil no estadiamento pré-operatório de doentes com cancro.
- De acordo com estudos e investigações recentes, o exame FDG-PET revela uma boa precisão e valor preditivo na determinação do estado dos gânglios linfáticos, contribuindo assim para o rastreio e o diagnóstico precoce do cancro oral nos doentes afectados.
- O valor de captação padronizado (SUV) da massa tumoral ajuda no prognóstico da sobrevivência global do doente afetado.[14]

Apesar dos meios auxiliares de diagnóstico acima referidos, eis mais alguns avanços enumerados abaixo.

I. BIÓPSIA ÓPTICA:

a. ESPECTROSCOPIA RAMAN:

- ***Mecanismo:-***

- O efeito Raman ocorre quando a luz incide sobre uma molécula e interage com a nuvem de electrões e as ligações dessa molécula.
- No efeito Raman espontâneo, que é uma forma de dispersão da luz, um fotão excita uma

molécula do estado fundamental para um estado de energia virtual.

- Quando a molécula relaxa, emite um fotão e passa para um estado rotacional ou vibracional diferente.
- A diferença de energia entre o estado original e este novo estado conduz a um desvio da frequência do fotão emitido em relação ao comprimento de onda de excitação.[4]

- ***Aplicações:-***

- O Raman está a ser investigado como uma ferramenta de diagnóstico para caraterizar células cancerígenas e alterações malignas precoces e para distinguir estas células das células normais.
- A espetroscopia Raman tem uma vantagem distinta em relação a outras técnicas ópticas: fornece informações sobre a composição molecular e a estrutura dos tecidos vivos.
- Um problema significativo associado à utilização de aplicações Raman é o facto de os sinais produzidos pelo efeito Raman serem inerentemente fracos.
- A sensibilidade registada desta técnica é de 80,5% e a especificidade de 86,2%.[4]

b. ESPECTROSCOPIA DE DISPERSÃO ELÁSTICA:-

- A espetroscopia de dispersão elástica (ESS) faz diagnósticos através de métodos estatísticos e analíticos objectivos, em vez de interpretação subjectiva de imagens.
- O ESS fornece informações geométricas ópticas que se baseiam na reflexão da luz branca.
- No ESS, os fotões atingem o tecido e são retrodifundidos sem alterações no comprimento de onda.
- A intensidade relativa desta retrodifusão é influenciada pela composição do tecido interrogado, especificamente a concentração relativa de dispersores *(por exemplo,* núcleos, mitocôndrias, tecido conjuntivo) e absorventes (*por exemplo,* hemoglobina).[4]
- ***Aplicação:-***

- O método ESS detecta alterações micromorfológicas ao nível das alterações arquitectónicas subcelulares, tais como o grau nuclear, a relação núcleo/citoplasma, o tamanho e a densidade das mitocôndrias, sem que seja necessário obter imagens da estrutura microscópica.

- Uma vez que a ESS detecta alterações a um nível subcelular, transmite informações que podem não ser fornecidas pela histologia convencional.[4]

- ***Mecanismo:-***

- O sistema tem duas sondas de fibra ótica, uma para transmitir a luz para o tecido e a outra para recolher a luz dispersa.
- A ponta da sonda é colocada em contacto direto com a lesão, é feita uma medição de fundo e, em seguida, a lâmpada é activada.
- Segue-se imediatamente (no espaço de 100 ms) uma medição do ESS com a lâmpada pulsante.
- O espetro de fundo é então subtraído do espetro ESS. O ecrã de processamento da medição completa demora menos de 1 segundo.[4]

c. ESPECTROSCOPIA DIFERENCIAL DE COMPRIMENTO DE TRAJECTÓRIA:-

- A espetroscopia de comprimento de percurso diferencial (DPS), uma técnica de medição pontual de fibra ótica recentemente desenvolvida, mede os fotões dispersos que percorreram percursos pré-determinados.
- O DPS é considerado uma forma de ESS que tem um comprimento de percurso de fotões fixo, uma profundidade de visitação de fotões fixa e uma medição absoluta dos absorventes.
- Os sinais fornecem informações sobre a bioquímica celular, a morfologia intracelular e as propriedades microvasculares, como a saturação de oxigénio e o diâmetro médio dos vasos.
- A sensibilidade registada é de 69% e a especificidade de 85%.[4]

d. TOMOGRAFIA DE COERÊNCIA ÓPTICA (OCT):-

- Esta tecnologia utiliza a dispersão da luz para construir uma imagem, como na OCT, ou para medir o tamanho médio de diferentes estruturas celulares, fornecendo assim informações objectivas sobre o grau de displasia, como na interferometria de baixa coerência resolvida por ângulo.[1]

e. ESPECTROSCOPIA DE RESSONÂNCIA MAGNÉTICA NUCLEAR:-

- A espetroscopia de ressonância magnética nuclear (RMN) explora as propriedades magnéticas de certos núcleos atómicos para determinar as propriedades físicas e químicas dos átomos ou das moléculas em que estão contidos.
- Baseia-se no fenómeno da RMN e pode fornecer informações detalhadas sobre a estrutura, a dinâmica, o estado de reação e o ambiente químico das moléculas.
- Esta tecnologia permite o estudo tridimensional dos átomos nas moléculas: quanto maior for o íman, mais sensível é o dispositivo.
- Utilizando a RMN, é possível ver como as proteínas se ligam ao ADN. A RMN tem sido utilizada para identificar assinaturas metabólicas de CCEO em comparação com tecidos normais.
- Estudos clínicos confirmaram que o rácio colina/creatina é significativamente mais elevado no CCEO do que no tecido normal.[4]

f. ESPECTROSCOPIA DE INFRAVERMELHOS:-

- Distingue diferentes biomoléculas através da sondagem das vibrações das ligações químicas e da utilização destes padrões moleculares e sub-moleculares para definir e diferenciar tecidos patológicos de tecidos normais.[4]

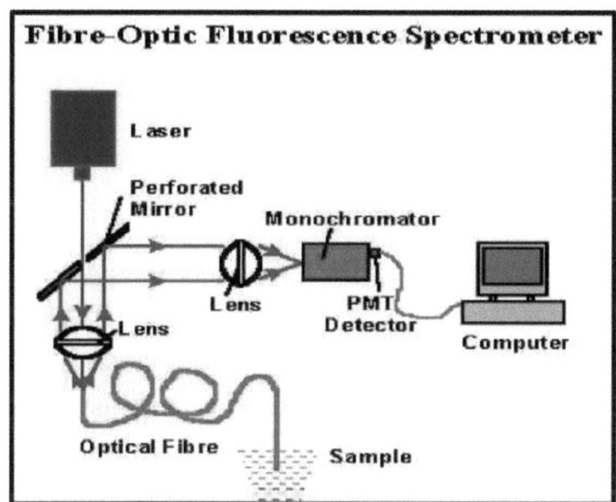

Fig: 8 Mecanismo do espetrómetro de fluorescência.[26]

II. O ENSAIO DE IMUNOABSORÇÃO ENZIMÁTICA (ELISA):

- ***Descrição:-***

- Os testes ELISA desenvolvidos nos últimos anos representam um acréscimo significativo às ferramentas serológicas existentes.[27]

- ***Princípio:- O princípio da proteção do ambiente***

- Tendo os métodos imunoenzimáticos sido aplicados com sucesso à localização de antigénios intracelulares, tanto ao nível do microscópio de luz como ao nível do microscópio eletrónico, o mesmo princípio geral foi utilizado para detetar antigénios solúveis e anticorpos nos fluidos corporais.
- Os ensaios imunoenzimáticos foram, por conseguinte, desenvolvidos como alternativas aos ensaios radioimunes.
- Os anticorpos específicos podem ser estimados quantitativamente por ELISA.
- Após incubação do soro de teste num tubo ou placa de poliestireno revestido com antigénio, adiciona-se anti-imunoglobulina marcada com enzima e a enzima que permanece no tubo ou placa após a lavagem fornece uma medida da quantidade de anticorpo específico no soro.
- O teste baseia-se na insolubilização de antigénios por adsorção passiva a uma fase sólida, por

exemplo, a superfície de poliestireno.

- A mesma abordagem pode ser utilizada para a deteção de antigénios em fluidos corporais.
- Os antigénios presentes na solução de teste podem então ser detectados através da realização de um dos seguintes ensaios:
    a. Um ensaio competitivo. Utilizando tubos revestidos com antissoro, uma quantidade conhecida de antigénio marcado com enzima, utilizado como antigénio de referência, é misturada com a amostra desconhecida e a diminuição do produto da reação é proporcional ao antigénio presente na solução de teste.
    b. Uma prova ELISA de anticorpo duplo. Depois de revestir a parede do tubo com anticorpo, adiciona-se o soro de ensaio, seguido de um conjugado constituído pelo anticorpo inicial e pela enzima. O produto da reação é proporcional à quantidade de antigénio no fluido de teste.
    c. Um ensaio de inibição. O fluido de teste que contém o antigénio é incubado com o antissoro padrão. O nível do anticorpo remanescente é então medido através da realização de ELISA em tubos ou poços revestidos com antigénio.[27]

- ***Materiais utilizados e passos a seguir:***
- ***O antigénio:-***
- ***Normalização***

- Os antigénios utilizados para ELISA são solúveis, mas podem ser tornados insolúveis por adsorção a uma fase sólida.
- Os antigénios satisfatórios só podem ser encontrados através de testes de desempenho contra soros de referência.
- Devem ser utilizadas preparações de antigénio estáveis para garantir uma reprodutibilidade óptima.

- ***Adsorção à fase sólida:-***

- A maioria dos antigénios adere às superfícies de poliestireno por adsorção física.

- Atualmente, não se sabe que parte do antigénio se liga preferencialmente à fase sólida.
  - O revestimento da superfície parece depender da qualidade da superfície do poliestireno, entre outros factores.
  - Embora a utilização da adsorção física como meio de ligação de antigénios a uma fase sólida pareça atraente, a sua desvantagem é que não é possível obter informações precisas sobre a própria ligação.
  - Por conseguinte, foi estudada a utilização de vários métodos de ativação ou de "espaçadores" específicos, a fim de assegurar um procedimento de ligação ao antigénio mais normalizado.
  - A atenção está atualmente centrada na utilização de diferentes superfícies de poliestireno.
  - As capacidades de ligação de novos lotes de tubos ou placas de poliestireno podem ser testadas numa titulação em tabuleiro de controlo utilizando antigénios padrão, anti-soros e conjugados.
  - Para além da natureza do material da superfície, a adsorção do antigénio a uma fase sólida depende também do tempo, da temperatura e do Ph.
  - Procedimentos de adsorção prolongados (durante a noite) a 4°C parecem dar um revestimento mais uniforme.
  - Inicialmente, foram utilizadas condições alcalinas, mas, em algumas aplicações, o revestimento a Ph 7 foi considerado igualmente satisfatório.
  - De preferência, o revestimento deve ser efectuado imediatamente antes do ensaio, sendo preferível evitar armazenar tubos ou placas revestidos que contenham a solução de antigénio.[27]

- Concentração:-

- Para cada aplicação, a concentração óptima de antigénio deve ser estabelecida por titulação em tabuleiro de controlo.

- ***Liofilização:-***

- Em alguns casos, a liofilização não afecta a atividade do antigénio e o mesmo lote de antigénio pode ser utilizado durante um longo período.

- ***O líquido de lavagem:-***

- A lavagem é efectuada:

I. depois de revestir a superfície com antigénio imediatamente antes do ensaio,

II. após incubação com soro, e

III. após incubação do conjugado. Como fluido de lavagem, pode utilizar-se solução salina tamponada com fosfato (0,01 mol/litro de PBS, Ph 7,2) com 0,5 g/litro de polissorbato-20 (por exemplo, Tween 20).

- A água da torneira pode ser substituída pelo PBS, desde que tenha um pH neutro e um baixo teor de cloro.

- Os tempos de lavagem podem ser reduzidos a 1 minuto se os tubos forem lavados com um excesso de líquido de lavagem sob pressão (1-2 atm).

- ***O conjugado***

- Na preparação de conjugados, devem ser tidas em conta as seguintes informações:

a) Preparação de imunoglobulinas:

1. o tipo de preparação de imunoglobulina utilizada para a imunização, por exemplo, IgG (H+L), IgG (H);
2. a espécie animal utilizada para a imunização, por exemplo, ovelha, coelho;
3. as fracções de imunoglobulinas do soro hiperimune utilizado para 53iluentes Ig, IgG e IgG purificada por imunoespecificação.

b) Enzimas. Pormenores relativos:

1. a fosfatase alcalina;
2. a peroxidase de rábano;

3. a glucoseoxidase.

c) ***Processo de acoplamento. Detalhes de:***

1. os métodos do glutaraldeído (ligação química);
2. a oxidação da enzima pelo periodato de sódio
3. (ligação química);
4. o complexo peroxidase-antiperoxidase (imunológico
5. vinculativo).

- A fosfatase alcalina e a peroxidase de rábano têm sido normalmente utilizadas como enzimas marcadoras.
- Os conjugados disponíveis no mercado são preparados utilizando o método de acoplamento do glutaraldeído com a peroxidase.
- Até à data, não foram estabelecidas especificações para os conjugados em termos de rácio enzima/proteína, ausência de imunoglobulina não marcada, enzima livre e/ou glutaraldeído livre.
- A diluição óptima do conjugado a utilizar no teste deve ser determinada por titulação em placa de controlo.
- Para obter diferenças máximas entre soros positivos e negativos, os valores de extinção do "controlo do conjugado" (isto é, tubo ou poço revestido de antigénio, incubado com conjugado e substrato) devem ser negligenciáveis.
- Uma forma de diminuir a coloração de fundo consiste em adicionar uma solução de BSA (40 g/litro) ao polissorbato-20 como 55iluente para o conjugado.[17]

- ***O substrato:- O substrato***

- O 4-Nitrofenilfosfato, que é o substrato utilizado pela fosfatase alcalina, pode ser utilizado com segurança.
- No entanto, o ácido 5-aminossalicílico, que é o substrato atualmente utilizado para a

visualização da peroxidase de rábano, pode ser cancerígeno, embora muito menos do que a 3,3'-diaminobenzidina, que é habitualmente utilizada para a visualização da peroxidase em microscopia ótica e eletrónica; embora o manuseamento normal do material não constitua um perigo para a saúde, é aconselhável continuar a procurar possíveis substratos alternativos.[27]

- ***Tempo de incubação:-***

- A reação enzima-substrato deve ser interrompida na fase linear da curva de reação.
- Quando se efectua um grande número de testes em simultâneo, deve ser permitido um tempo de incubação de, pelo menos, 30 minutos, uma vez que tal reduz os erros de cronometragem.
- Para fins qualitativos, pode ser introduzido um tempo de incubação padrão, mas para fins quantitativos, é melhor seguir a cinética da reação.[27]

- ***Leitura e avaliação dos resultados***

- Quando os resultados do ELISA se baseiam em várias diluições, os títulos do ponto final são determinados e as reacções podem, portanto, ser lidas visualmente; mas, quando os resultados se baseiam apenas numa diluição, as leituras devem ser efectuadas com um espetrofotómetro.

Os resultados ELISA podem ser expressos das seguintes formas:

1. ***Valor de extinção:*** Este valor baseia-se apenas numa diluição do soro. O significado de um determinado valor de extinção deve ser avaliado em relação a soros de referência positivos e negativos conhecidos. Os valores de extinção dos soros negativos podem ser utilizados para estabelecer determinados limites de confiança.
2. ***Título do ponto final.***
3. ***Percentagem de um soro de referência positivo:- Baseia-se*** numa única diluição do soro de teste.
4. ***Percentagem de probabilidade:-*** Aplica-se quando os títulos do parâmetro ou os valores de extinção estão fora do intervalo normal.[27]

- Aplicações: -

a) deteção de anticorpos contra *Mycobacterium* na tuberculose

b) deteção de rotavírus nas fezes

c) deteção de marcadores da hepatite B no soro

d) deteção da enterotoxina de *E. coli* nas fezes

e) deteção de anticorpos contra o VIH em amostras de sangue.[28]

- Tipos:

1. ***ELISA direto:-***

As etapas do ELISA direto seguem o mecanismo abaixo:

a) Uma solução tamponada do antigénio a ser testado é adicionada a cada poço de uma placa de microtítulo, onde tem tempo para aderir ao plástico através de interacções de carga.

b) Adiciona-se uma solução de proteína que não reage, como a albumina de soro bovino ou a caseína, a um poço (normalmente placas de 96 poços) para cobrir qualquer superfície de plástico do poço que não esteja revestida pelo antigénio.

c) É adicionado o anticorpo primário com uma enzima ligada (conjugada), que se liga especificamente ao antigénio de teste que reveste o poço.

d) É então adicionado um substrato para esta enzima. Frequentemente, este substrato muda de cor ao reagir com a enzima.

e) Quanto maior for a concentração do anticorpo primário presente no soro, mais forte será a alteração da cor. Muitas vezes, é utilizado um espetrómetro para fornecer valores quantitativos para a intensidade da cor.

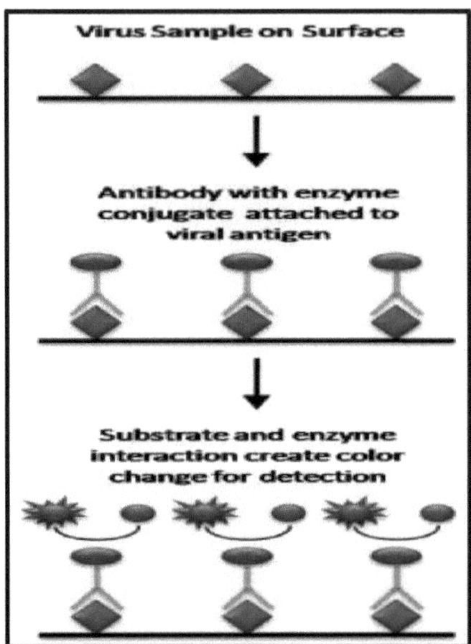

Fig: 9 Fluxograma pictórico do ELISA direto.[28]

- ***ELISA em sanduíche:***

a) Prepara-se uma superfície à qual está ligada uma quantidade conhecida de anticorpo de captura.

b) Quaisquer sítios de ligação não específicos na superfície são bloqueados.

c) A amostra que contém o antigénio é aplicada à placa e capturada pelo anticorpo.

d) A placa é lavada para remover o antigénio não ligado.

e) É adicionado um anticorpo específico, que se liga ao antigénio (daí a "sanduíche": o Ag está preso entre dois anticorpos). Este anticorpo primário também pode estar no soro de um dador para ser testado quanto à reatividade ao antigénio.

f) Os anticorpos secundários ligados a enzimas são aplicados como anticorpos de deteção que também se ligam especificamente à região Fc do anticorpo (inespecífica).

g) A placa é lavada para remover os conjugados anticorpo-enzima não ligados.

h) É adicionada uma substância química para ser convertida pela enzima num sinal colorido, fluorescente ou eletroquímico.

i) A absorvância, a fluorescência ou o sinal eletroquímico (por exemplo, corrente) dos poços da placa são medidos para determinar a presença e a quantidade de antigénio.[28]

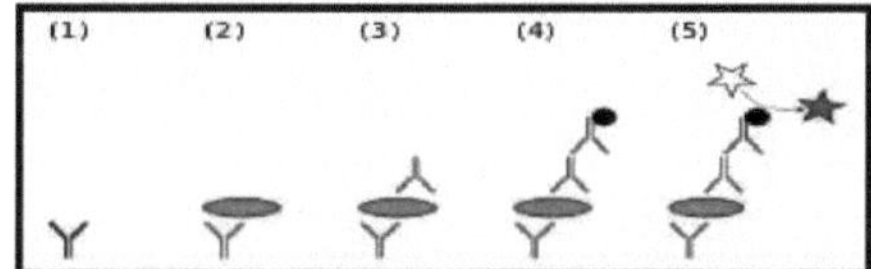

Fig: 10 Um ELISA em sanduíche. (1) A placa é revestida com um anticorpo de captura; (2) adiciona-se a amostra e qualquer antigénio presente liga-se ao anticorpo de captura; (3) adiciona-se o anticorpo de deteção e este liga-se ao antigénio; (4) adiciona-se o anticorpo secundário ligado à enzima e este liga-se ao anticorpo de deteção; (5) adiciona-se o substrato, que é convertido pela enzima numa forma detetável.[28]

3.ELISA competitiva:

Uma terceira utilização do método ELISA é a ligação competitiva. Os passos para este ELISA são um pouco diferentes dos dois primeiros exemplos:

a) O anticorpo não marcado é incubado na presença do seu antigénio (amostra).

b) Estes complexos anticorpo/antigénio ligados são então adicionados a um poço revestido com antigénio.

c) A placa é lavada, para que os anticorpos não ligados sejam removidos. (Quanto mais antigénio houver na amostra, mais complexos Ag-Ab são formados e, por isso, há menos anticorpos não ligados disponíveis para se ligarem ao antigénio no poço, daí a "competição").

d) Adiciona-se o anticorpo secundário, específico do anticorpo primário. Este segundo anticorpo é acoplado à enzima.

e) É adicionado um substrato e as enzimas restantes provocam um sinal cromogénico ou fluorescente.

f) A reação é interrompida para evitar uma eventual saturação do sinal.[28]

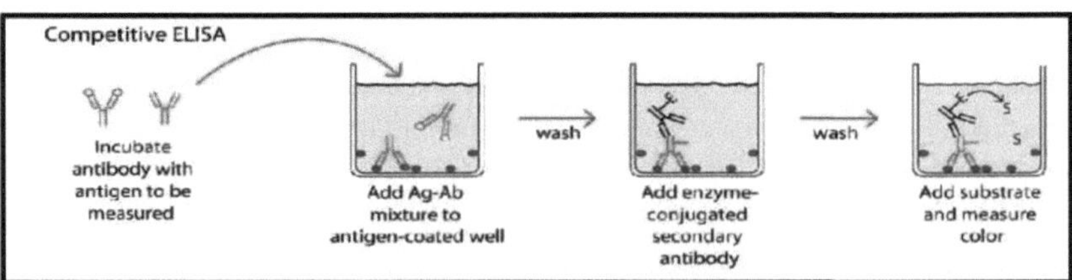

Fig: 11 Processo de ELISA competitivo.[29]

III. IMUNOHISTOQUÍMICA:

- Fundamentos de imunohistoquímica:-

- A aplicação de métodos de investigação imunológica à histopatologia resultou numa melhoria significativa do diagnóstico microscópico de neoplasias.
- Embora a análise histológica de secções de tecido coradas com hematoxilina e eosina (H & E) permaneça no centro da prática da patologia cirúrgica da cabeça e do pescoço, a imunohistoquímica tornou-se uma ferramenta poderosa no armamentário do patologista.
- Proporciona uma vantagem significativa no diagnóstico de tumores difíceis e equívocos, onde aumenta o estudo tradicional histomorfológico, histoquímico e de microscopia eletrónica dos tecidos.
- A imunohistoquímica também forneceu informações sobre a histopatogénese do tumor e contribuiu para uma determinação mais precisa do prognóstico dos doentes.[30]

- Princípios e progressos técnicos

- A seleção de anticorpos para testes imuno-histoquímicos é feita com base na sua especificidade tumoral e na probabilidade de reagirem com o tumor em avaliação.
- Depois de as secções de tecido serem incubadas com os anticorpos previstos, as reacções positivas (ligação antigénio-anticorpo do tumor) são identificadas através da aplicação de um dos vários sistemas de deteção.
- Os que têm maior sensibilidade utilizam um anticorpo secundário, reativo contra o anticorpo primário, que está conjugado ou ligado a um marcador enzimático.
- Este sistema tende a ser muito sensível porque permite a fixação de um número relativamente grande de moléculas de enzimas, como a peroxidase, no local do antigénio.
- A cor da reação é determinada pela seleção de um cromogénio precipitante, geralmente diaminobenzidina (castanho) ou aminoetilcarbazol (vermelho), com o qual a enzima reage.
- Para que um laboratório produza resultados imunohistoquímicos uniformes, a normalização da técnica imunohistoquímica é fundamental.
- As inconsistências podem muitas vezes estar diretamente relacionadas com a fixação e o

processamento inadequados dos tecidos, com o desmascaramento inadequado dos epítopos antigénicos (ou seja, a parte de um antigénio que se combina com o local de ligação ao antigénio de uma molécula de anticorpo) e/ou com a baixa sensibilidade do sistema de deteção.[30]

- ***Fixação de tecidos:-*** Embora os antigénios sejam mais bem preservados em tecidos congelados, podem ser obtidos bons resultados - se não excelentes - com tecidos fixados em formalina através da aplicação de métodos mais recentes de recuperação de antigénios e de preparações de anticorpos recentemente desenvolvidas.
- Os estudos imuno-histoquímicos são mais frequentemente efectuados em amostras fixadas em formalina tamponada com neutro, uma vez que este é o fixador mais utilizado.
- No entanto, os efeitos da fixação, incluindo a ligação cruzada proteína-proteína e proteína-ácido nucleico e a ligação de iões de cálcio, mascaram ou danificam os epítopos através da alteração da estrutura tridimensional da proteína. Estas alterações podem frequentemente ser ultrapassadas por um de vários métodos de recuperação de antigénios.[30]
- ***Recuperação de antigénios.*** *A recuperação de antigénios* é o processo pelo qual os epítopos antigénicos, tornados indisponíveis devido à reticulação de proteínas associada à fixação, se tornam acessíveis aos anticorpos para ligação.
- A recuperação de antigénios (desmascaramento de epítopos) em tecidos fixados em formalina pode ser conseguida através da digestão enzimática ou do aquecimento das secções.
- O método de escolha depende do antigénio e do anticorpo em estudo e é normalmente determinado por testes de tentativa e erro para observar qual o método que dá o melhor resultado de coloração.[30]
- ***Amplificação do antigénio:-*** Existem vários sistemas disponíveis para a deteção de reacções antigénio-anticorpo.
- Os que apresentam maior sensibilidade requerem a ligação ou conjugação de um marcador

enzimático a um anticorpo secundário e a um complexo terciário.

- Tradicionalmente, os sistemas fosfatase alcalina-antialcalina fosfatase e avidina-biotina-peroxidase, nos quais existem 3 camadas de ligação (anticorpo primário-anticorpo secundário-complexo enzimático marcador), têm sido amplamente utilizados, com excelentes resultados.
- Uma inovação recente que tira partido da tecnologia de dextrano reduz o número de camadas de ligação para 2.[30]

- ***Anticorpos:-*** As proteínas citoplasmáticas, nucleares e da membrana celular representam os alvos dos anticorpos utilizados na classificação imunohistoquímica dos tumores.

- A utilização de anticorpos policlonais ou monoclonais depende da disponibilidade e eficácia das preparações individuais de anticorpos.
- A elevada especificidade, a coloração intensa e o baixo nível de fundo obtidos com as preparações monoclonais são geralmente desejáveis, mas podem ocasionalmente ser prejudiciais devido à reatividade com apenas um único epítopo antigénico.

- Se o epítopo ao qual o anticorpo monoclonal reage estiver danificado ou alterado nas células neoplásicas, pode ocorrer um resultado falso-negativo.

- Os anticorpos policlonais, pelo contrário, reagem com mais do que um epítopo, aumentando potencialmente as probabilidades de uma reação positiva.

- No entanto, a reação cruzada ocasional com antigénios não relacionados e o aumento da coloração de fundo podem tornar problemática a interpretação dos resultados do teste.

Antigénios associados ao tumor que são úteis no diagnóstico imuno-histoquímico

▪ **Neoplasm**	▪ **Antigen**
▪ Carcinomas	▪ Keratins
▪ Adenocarcinomas	▪ Keratins
▪ Salivary gland tumors	▪ S-100 protein, actins, calponin
▪ Rhabdomyosarcoma	▪ Desmin, myoglobin, actin, myogenin
▪ Leiomyosarcoma	▪ Smooth muscle actin
▪ Langerhans cell disease	▪ CD1a
▪ Lymphomas	▪ CD45, CD45RB isoforms
▪ B-cell lymphomas	▪ CD20, CD791, CD45RA isoforms
▪ T-cell lymphomas	▪ CD3, CD43, CD45RO isoforms
▪ Anaplastic large cell (Ki-1)	▪ CD30 (Ber-H2 clone), ALK-1
▪ Hodgkin's disease	▪ CD15, CD30
▪ Ewing's sarcoma	▪ CD99

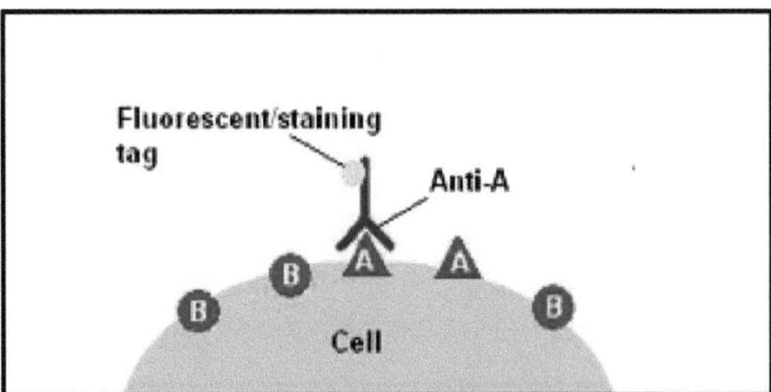

Fig. 12 O método direto de coloração imuno-histoquímica utiliza um anticorpo marcado, que se liga diretamente ao antigénio a ser corado.[31]

IV. COLPOSCOPIA:

- A colposcopia é um procedimento de diagnóstico médico bem conhecido, utilizado para examinar os tecidos da vagina, da vulva e do colo do útero, efectuado sob luz iluminada com uma visão ampliada da área de interesse (ou seja, microscopia direta).

- Muitas lesões PML e malignas da mucosa oral têm características discerníveis que podem ser detectadas através deste exame, normalmente efectuado por um instrumento conhecido como "colposcópio".
- ***COLPOSCOPE:-***

- A colposcopia está firmemente estabelecida na prática ginecológica em todo o mundo.
- É o estudo da morfologia cervical utilizando a ampliação binocular estereoscópica fornecida pelo colposcópio.
- O colposcópio é utilizado para identificar indícios visíveis que sugerem a existência de tecido anormal. O colposcópio foi inventado pelo *Professor Hinselmann (1925)* de Hamburgo, Alemanha, especificamente para detetar o cancro cervical precoce.
- Até à data, foram efectuadas várias modificações e estão disponíveis vários modelos do instrumento.
- O colposcópio assemelha-se a um par de binóculos e está montado num pedestal com uma fonte de luz ligada ao mesmo. Funciona como um microscópio binocular iluminado para ampliar a visão do colo do útero, da vagina, da superfície vulvar e de outros tecidos semelhantes.
- A iluminação é fornecida por uma lâmpada de halogéneo através de um cabo de fibra ótica ligado a um sistema de lentes. Pode ampliar o tecido de 4 a 40 vezes.
- A baixa potência (x2-6) pode ser utilizada para obter uma impressão geral da arquitetura da superfície.
- São utilizadas potências médias (*8-15) e altas (x15-25) para avaliar as camadas mais profundas do tecido.
- As potências mais elevadas são frequentemente necessárias para identificar determinados padrões vasculares que podem indicar a presença de lesões pré-cancerosas ou cancerosas mais

avançadas.

- Fornece imagens tridimensionais das superfícies dos tecidos examinados. Podem ser ligadas câmaras de vídeo portáteis ao colposcópio e visualizadas num ecrã de televisão.
- Estão disponíveis vários filtros de luz para realçar diferentes aspectos da superfície do tecido.
- Os filtros ajudam o médico a examinar os pequenos vasos sanguíneos nas áreas mucosas, uma vez que a luz azul ou verde filtrada pode fazer com que os capilares anómalos se tornem mais evidentes.

- ***Procedimento de exame***

- ***Lavagem com ácido acético***
- Sankaranarayanan e colegas investigaram a deteção do cancro do colo do útero na Índia utilizando ácido acético a 4% e comunicaram uma sensibilidade e especificidade de 88% e 78%, respetivamente.
- Uma vez que a anatomia e os tipos de cancro encontrados na cavidade oral e no colo do útero são comparáveis, o ácido acético parece ser um marcador clínico adequado também para a deteção do cancro oral. O ácido acético a três por cento é aplicado na mucosa com cotonetes durante cerca de 30 segundos.
- O ácido acético ajuda a coagular o muco, que pode então ser facilmente removido, e, por conseguinte, lava o muco e permite que as áreas anormais sejam vistas mais facilmente com o colposcópio.[32]

- ***Solução de Lugol:-***

- Se, após a aplicação de ácido acético, não forem visíveis lesões, a coloração com uma solução diluída de iodo, conhecida como solução de Lugol ou solução de Schiller, é utilizada para um exame mais aprofundado das anomalias.
- O epitélio escamoso normal é rico em glicogénio, que geralmente absorve o corante de iodo e

fica castanho de forma uniforme, ao passo que as lesões pré-cancerosas e cancerosas não o fazem.

- A solução de ácido acético e a solução de iodo (de Lugol ou de Schiller) são aplicadas na superfície para melhorar a visualização das áreas anómalas.[32]

- ***Aplicações:-***

- A colposcopia permite um exame não invasivo dos tecidos orais *in situ* com grande ampliação e, ao mesmo tempo, com boa resolução.
- A topografia da superfície e o grau de queratinização do epitélio podem ser facilmente observados e documentados.
- A observação tridimensional de estruturas de superfície como as papilas da língua é possível devido à profundidade de campo combinada com uma boa resolução.
- O exame das superfícies oclusais dos dentes pelo método colposcópico revela pormenores como as facetas de desgaste e as margens das restaurações.
- Uma área importante de aplicação pode ser a avaliação diagnóstica e a monitorização do tratamento de malignidades orais.
- Podem também ser estudados os efeitos comparativos de diferentes modalidades de tratamento, como a radiação e a quimioterapia, na junção entre o tecido normal e o tumor.
- As áreas de displasia superficial podem ser cartografadas para indicar a extensão total da alteração epitelial antes da biopsia e da cirurgia.[33]

- ***Méritos da colposcopia***

As principais vantagens da utilização da colposcopia podem ser as seguintes

- Não invasivo
- Alta resolução
- Boa ampliação e iluminação
- Sem dor

- Fácil de utilizar
- Precisão ~70%-98%.33

- ***Desvantagens da colposcopia:-*** A principal desvantagem é a complexidade do custo.[33]

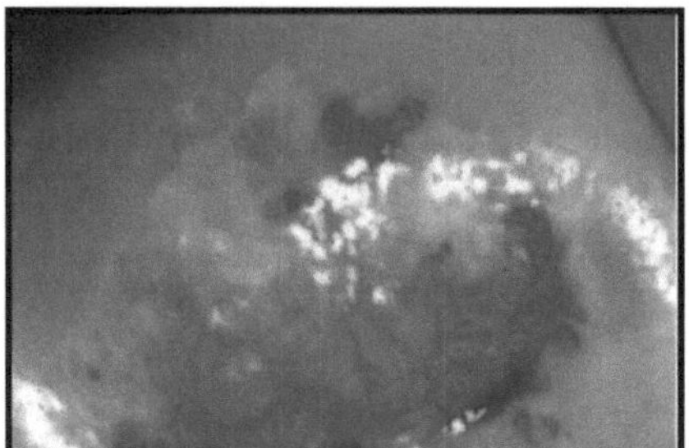

Fig: 13 Padrão de vasos punctados observado em áreas de displasia e carcinoma *in situ* da mucosa oral.[32]

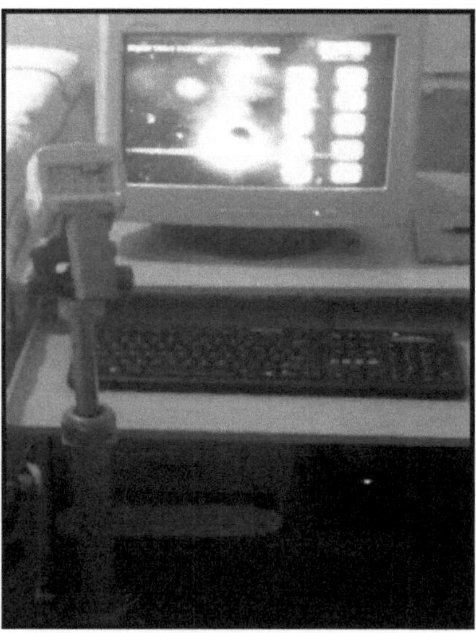

Fig: 14 Colposcópio que apresenta a imagem no computador.[32]

V. TECNOLOGIA DE CHIP DE ADN:-

- Um chip de ADN (microarray de ADN) é um biossensor que analisa a informação genética de seres humanos e bactérias. Este utiliza a complementação das quatro bases rotuladas A (adenina), T (timina), G (guanina) e C (citosina) em que A emparelha com T e G emparelha com C através de ligações de hidrogénio.

- ***Aparelho: -***

- Arrastador para colocar cDNA num chip
- Um leitor com laser para detetar e medir as emissões fluorescentes
- Sistema informático de imagem para registar e analisar os dados
- Os microarranjos podem ser fabricados utilizando uma variedade de tecnologias, incluindo a impressão com alfinetes de ponta fina em lâminas de vidro, fotolitografia utilizando máscaras pré-fabricadas, fotolitografia utilizando dispositivos dinâmicos de microespelhos, impressão a jato de tinta ou eletroquímica em matrizes de microelectrodos.

- ***Processo:-***[23]

- Os fragmentos de ADN amplificados pela técnica de PCR são colocados numa lâmina de vidro microscópica revestida com polilisina antes do processo de colocação.
- O ADN é extraído das culturas e o ARNm é transformado em ADNc por transcrição reversa.
- O ADN da primeira cultura é marcado com um corante verde e o ADN da segunda cultura é marcado com um corante vermelho.
- Ambos os ADN da cultura são misturados (alvo) e colocados na matriz de ADN de cadeia simples (designada por sonda), sendo o chip incubado a 60^0 C durante uma noite.

Um laser excita cada ponto e as emissões fluorescentes através de um fotomultiplicador acoplado a um microscópio confocal dão origem a duas imagens - uma imagem composta por pontos que vão do verde ao vermelho, passando pela cor amarela (onde o ADN das duas condições é fixado em igual quantidade).

- Aplicações:-

- Descoberta de genes
- Diagnóstico da doença
- Descoberta de medicamentos
- Investigação toxicológica

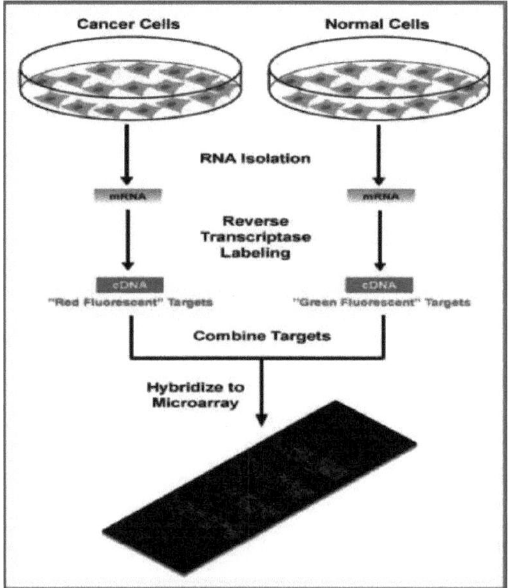

Fig : 15 Representação pictórica das etapas da tecnologia de chips de ADN.[34]

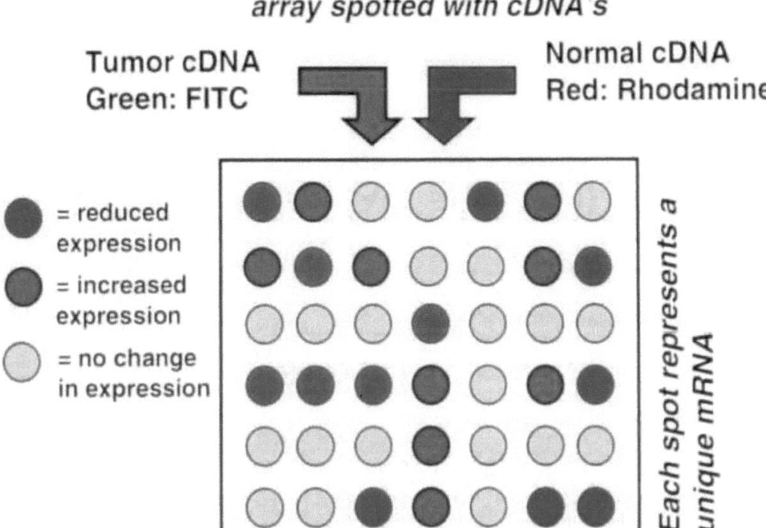

Fig :16 A análise da expressão génica por microarrays de cDNA envolve a hibridação de cDNA tumoral e normal marcado num "chip" que foi manchado com cDNA conhecido.[23]

VI. MÉTODOS DE HIBRIDAÇÃO:

- *A hibridação* refere-se ao emparelhamento de cadeias complementares de ARN ou ADN para produzir um ácido nucleico de cadeia dupla.
- A relação entre os pares de bases dos nucleótidos é tão específica que as cadeias não se podem ligar a menos que as respectivas sequências de nucleótidos sejam complementares.
- Todos os métodos de hibridação utilizam uma sonda de ADN ou ARN marcada com rádio ou fluorescência que se liga ao ADN ou ARN alvo de interesse, permitindo a visualização.

- Os ácidos nucleicos alvo podem ser imobilizados numa membrana ("blotting") ou examinados em secções de tecido (in situ).[23]

a) BLOQUEIO DO *SUL-*

- Um método amplamente utilizado para analisar a estrutura do ADN é o descrito por *Southern* em *1975*.
- Isto envolve a transferência de fragmentos de ADN para uma membrana.
- O ADN é primeiro clivado enzimaticamente em pedaços mais pequenos por endonucleases de restrição (enzimas capazes de cortar o ADN em locais de reconhecimento específicos) e depois separado por eletroforese em gel de agarose. Os fragmentos mais pequenos viajam mais longe no gel, afastando-se do cátodo carregado negativamente, enquanto os pedaços maiores migram a uma distância mais curta.
- Assim, a eletroforese serve para separar os fragmentos de acordo com o seu tamanho, um processo designado por ***fracionamento***.
- Após a separação dos fragmentos, o ADN é transferido do gel para uma membrana de nylon ou de nitrocelulose através da ação capilar de um tampão, sendo absorvido pelo papel mata-borrão.
- Em seguida, o ADN é ligado à membrana por cozedura da membrana num forno a vácuo ou por reticulação com luz ultravioleta.
- Finalmente, podem ser identificados fragmentos específicos de ADN através da hibridação da membrana com sondas complementares de ADN ou ARN marcadas, seguida da deteção da marca numa película de raios X por autoradiografia (utilização de radioatividade para excitar a emulsão fotográfica; aplicada à deteção da expressão genética e da cinética celular nos tecidos) ou por quimioluminescência (emissão de luz como produto de uma reação química).[23]

- Utilizações:-

- Polimerização por comprimento de fragmento de restrição
- Clonagem baseada em mapas : caminhada
- Mapas de restrições
- Biblioteca de ADN

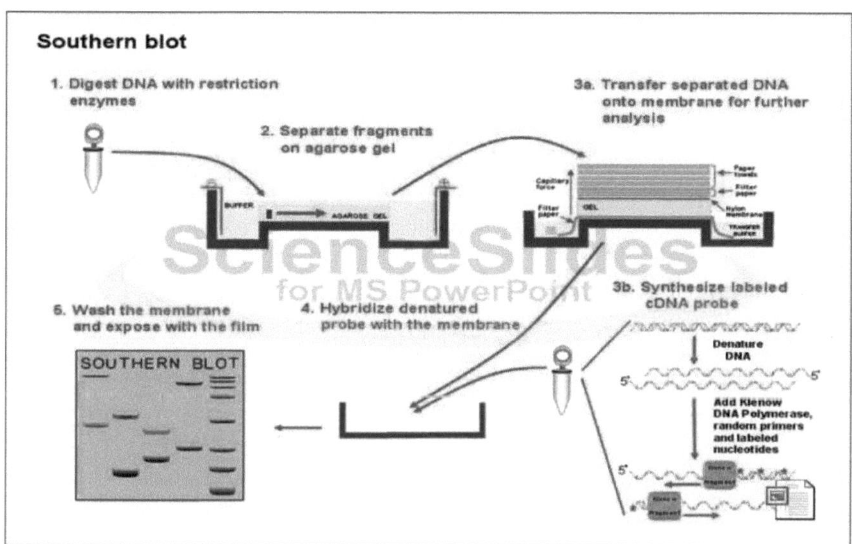

Fig: 17 Representação pictórica da técnica de Southern Blot.[35]

b) BLOTTING NORTE E OCIDENTAL

- Uma modificação da análise Southern blot permite o estudo do ARN dos tecidos. Por analogia com o Southern blotting, este método foi referido - inicialmente num contexto jocoso - como *Northern blotting.* Atualmente, o termo é amplamente aceite.
- A separação e identificação de proteínas de uma forma semelhante é designada por *Western blotting.*
- A expressão "*Eastern blotting*" não foi, até à data, associada a uma técnica laboratorial. O Northern blotting consiste na separação do ARN por eletroforese em gel de agarose, transferência para uma membrana de nylon ou de nitrocelulose e hibridação com sondas específicas de ADN ou ARN marcadas.
- O ARN é sensível à degradação por ribonucleases estáveis ao calor que resistem aos métodos de esterilização comuns.
- O ARN de cadeia simples tende a estabilizar-se através da dobragem em configurações de cadeia

dupla denominadas "*hairpin loops",* distorcendo o ARN e interferindo com a sua análise.

- Para evitar estas alterações no ARN durante a análise, os géis de separação têm de ser corridos na presença de agentes desnaturantes fortes, como o formaldeído ou o metilmercúrio.
- A digitalização densitométrica a laser do sinal em blots obtidos com ADN ou ARN extraído de tumores proporciona um meio de análise quantitativa dos oncogenes. No entanto, uma limitação deste tipo de investigações é o facto de o material genético ser removido da sua envolvente topográfica.
- O material genético em estudo provém de um conjunto heterogéneo de células estromais e neoplásicas.
- Esta "contaminação" com células do estroma dilui o sinal das células neoplásicas.[23]

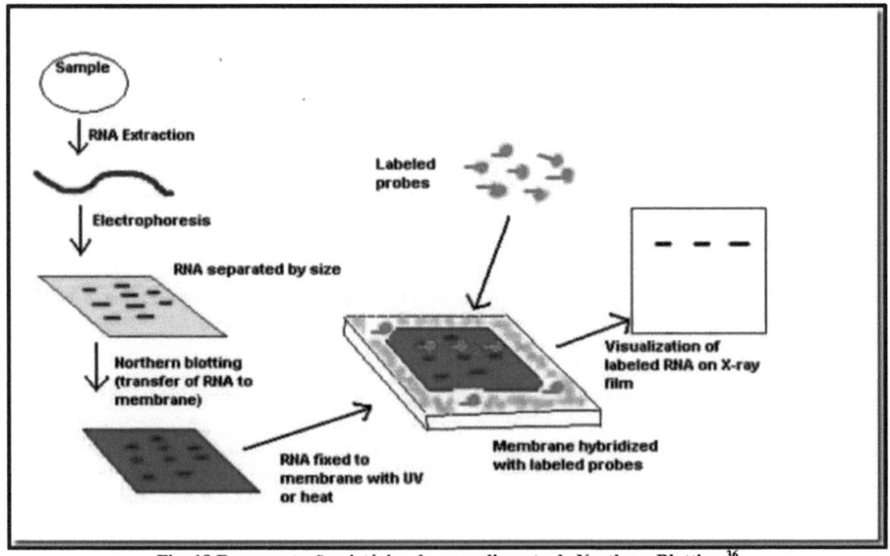

Fig: 18 Representação pictórica do procedimento de Northern Blotting.[36]

c) HIBRIDAÇÃO IN SITU (ISH) :

- A ISH, também designada por histoquímica de hibridação, foi introduzida em *1969.*

- A ISH é uma técnica poderosa e única na medida em que permite estudar a distribuição macroscópica e a localização celular de sequências de ADN e ARN numa população celular heterogénea.

- A técnica básica utiliza o facto de o ADN e o ARN sofrerem ligações de hidrogénio a sequências complementares de ADN ou ARN. Ao marcar sequências de ADN ou ARN de comprimento suficiente (aproximadamente 50-300 pares de bases), podem ser feitas sondas selectivas para detetar sequências específicas de ADN ou ARN.[37]
- **Seleção da sonda**
- O primeiro passo da ISH é a seleção de um tipo de sonda
- Existem quatro tipos de sondas

I. ADN de cadeia dupla (dsDNA),
II. ADN de cadeia simples (ssDNA),
III. ARN complementar de cadeia simples (sscRNA)
IV. oligonucleótidos sintéticos.[37]

- ***Geração de sondas :***

a) Existem vários métodos que podem ser utilizados para gerar uma sonda marcada para ISH.
b) Uma das técnicas mais antigas e mais populares é a tradução de nick:
c) Este método utiliza duas enzimas, a DNase I e a Pol I. Na presença de Mg2+, a DNase I hidrolisa aleatoriamente as ligações fosfodiéster das cadeias individuais de dsDNA, causando "cortes" ao longo do comprimento de cada cadeia do dsDNA.
d) A holoenzima, Pol I, tem atividade de exonuclease e atividade de polimerase, que remove os nucleótidos 3' dos cortes criados pela DNase I e os substitui por nucleótidos na solução com base no modelo fornecido pela outra cadeia do ADN.
e) Se o ADN marcado estiver em elevada concentração na solução, cada cadeia das moléculas de

ADN em solução incorpora nucleótidos marcados.

f) O grau de incorporação da etiqueta pode ser controlado pela concentração do nucleótido marcado, pela concentração de Pol I e pela duração do tempo de reação.

g) Se a reação for controlada de forma optimizada, as sondas de tradução por níquel podem proporcionar a maior sensibilidade em comparação com as sondas marcadas com outros métodos.[37]

- ***Etiquetas da sonda:-***

h) As etiquetas de sondas radioactivas e não radioactivas são normalmente utilizadas na ISH.[37]

- ***Fixação de tecidos:-***

- Os métodos de fixação devem ser escolhidos de forma a equilibrar

" a acessibilidade da sonda à sequência alvo,

"retenção de níveis máximos de ADN ou ARN alvo celular, e

"A utilização de fixadores precipitantes, como as misturas de ácido acético e álcool, proporciona a melhor penetração da sonda, mas pode permitir a perda de ARN do tecido.

- O glutaraldeído, por outro lado, proporciona a melhor retenção de ARN e morfologia do tecido, mas devido à extensa ligação cruzada de proteínas, a penetração da sonda é baixa.
- Do mesmo modo, a fixação em parafina e formalina conduz a uma diminuição da sensibilidade, possivelmente resultante de um aumento das ligações cruzadas ou da perda de ARNm durante a inclusão.[37]

- ***Hibridação e lavagem*** :

- A hibridação é efectuada colocando uma pequena quantidade de solução que contém a sonda de hibridação numa lamela, que é depois colocada na lâmina que contém as secções de tecido para incubar durante a noite.
- É importante eliminar todas as bolhas de ar sob a lamela, caso contrário algumas regiões não serão marcadas. No dia seguinte, as lâminas são lavadas em série para remover a sonda que não está ligada ao ADN/ARN alvo.

- As condições de hibridação e lavagem devem ser variadas para acomodar diferentes comprimentos de sondas e diferentes métodos de marcação, o que pode afetar a afinidade da hibridação.
- Se as condições de lavagem forem demasiado rigorosas, pode ocorrer uma perda de sensibilidade e, se as condições de lavagem não forem suficientemente rigorosas, ocorrerá uma elevada marcação de fundo.[37]

- *Deteção e quantificação de ISH:*

- A quantificação do material histoquímico de ISH depende do tipo de sinal gerado pelo sistema de deteção.
- No caso das sondas radioactivas, os híbridos são detectados por autorradiografia.
- Normalmente, as secções são expostas a películas de raios X durante algum tempo ou alguns dias, seguidas de imersão em emulsão líquida e tempos de exposição de dias a semanas, dependendo do tipo de emulsão e do espetro de energia caraterístico do radioisótopo.
- Na deteção por sonda não radioactiva, o sinal é gerado por uma enzima (por exemplo, fosfatase alcalina ou peroxidase de rábano) que é acoplada à sonda e depois reage com substâncias adequadas (substrato) para permitir a formação de um produto colorido insolúvel.
- Após a ISH, a histoquímica é realizada com uma sonda radioactiva e a análise de baixa resolução do material pode ser realizada expondo as secções a uma película revestida de emulsão e digitalizando depois a imagem da película com um sistema de análise de imagem adequado.
- Estão atualmente disponíveis vários sistemas de baixo custo, quer como pacote completo, quer com hardware fornecido pelo utilizador.
- Os princípios da autoradiografia quantitativa em película estão bem estabelecidos.
- A densidade ótica da película medida avalia padrões radioactivos que são expostos à mesma película que as secções de tecido.
- A densidade do sinal de hibridação no tecido pode então ser quantificada, bem como representada digitalmente em pseudo-cor no monitor de visualização de imagens do sistema.

- Apesar da facilidade de efetuar estudos quantitativos utilizando imagens autoradiográficas em película, a falta de resolução celular pode constituir um obstáculo a uma análise mais aprofundada dos dados de hibridação.
- Devido à complexa organização interna da maioria dos núcleos cerebrais (por exemplo, heterogeneidade dos tipos de células, aferentes e eferentes), é importante poder quantificar o ARNm a nível celular para evitar calcular a média de subconjuntos de neurónios funcionalmente discretos.[37]

- ***Aplicações:***-

- A ISH foi utilizada para identificar a infeção por CMV tanto na retina como no pulmão e para identificar o vírus da hepatite B nos hepatócitos.
- O HPV tem sido associado a uma variedade de lesões epiteliais benignas e malignas, que ocorrem sobretudo no colo do útero.
- A ISH tem sido utilizada para identificar, retrospetivamente, muitos subtipos de HPV associados a lesões cervicais e vulvovaginais e a lesões verruciformes orais.
- O trabalho do nosso grupo demonstrou a utilidade da ISH para o estudo da neoplasia da cabeça e do pescoço, caracterizando a sobreexpressão de *c-erbB-2 (HER2/neu)* em tumores das glândulas salivares e para o estudo da clonalidade em populações de linfócitos de linfoma oculto da zona marginal.[23]

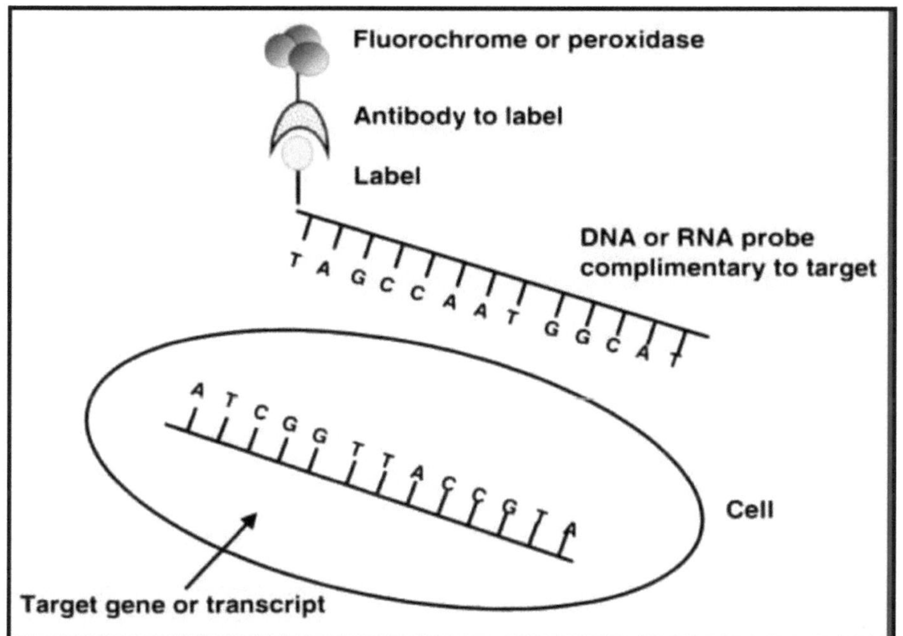

Fig : 19 Princípios da hibridação in situ. O ADN ou ARN de uma célula é identificado in situ através da utilização de uma sonda complementar de ARN ou ADN. A sonda marcada é detectada utilizando um anticorpo dirigido contra a marca. O complexo é então visualizado por meio de um fluorocromo ou por reação de peroxidase de um substrato, semelhante à imunohistoquímica.[23]

d) HIBRIDIZAÇÃO FLUORESCENTE IN SITU (FISH) *:*

- A FISH utiliza moléculas fluorescentes para pintar genes ou cromossomas de forma vívida, sendo esta técnica útil para o mapeamento de genes e para a identificação de anomalias cromossómicas.
- A FISH é uma técnica citogenética que pode ser utilizada para detetar e localizar sequências de ADN nos cromossomas.
- Utiliza sondas fluorescentes que se ligam apenas às partes do cromossoma com as quais apresentam um elevado grau de semelhança de sequência. A microscopia de fluorescência pode ser utilizada para descobrir onde a sonda fluorescente se ligou ao cromossoma.[37]
- ***Princípio:***

▪ O ADN ou ARN numa célula é identificado in situ utilizando uma sonda complementar de

ARN/ADN. A sonda marcada é detectada utilizando um anticorpo dirigido contra a etiqueta.[37]

- ***Tipos de sondas:***

- ***As sondas específicas de locus*** hibridizam com uma determinada região de um cromossoma. Útil quando um cientista isolou uma pequena porção de um gene e pretende determinar em que cromossoma esse gene está localizado.
- ***As sondas de repetição alfaóide ou centromérica*** são geradas a partir de sequências repetitivas que se encontram no centrómero dos cromossomas.
  Utilizado para determinar se um indivíduo tem o número correto de cromossomas.
- ***As sondas de cromossomas inteiros*** consistem num cocktail de sondas obtidas de diferentes partes de um determinado cromossoma.
  Utilizando estas bibliotecas de sondas, os cientistas são capazes de pintar um cromossoma inteiro e gerar um cariótipo especial. Utilizado para detetar anomalias cromossómicas. Utilizado para determinar se um indivíduo tem o número correto de cromossomas.
- ***As sondas teloméricas*** são utilizadas para identificar pequenas anomalias subteloméricas crípticas, tais como deleções e translocações.
- ***Pintura inversa*** - uma porção de material cromossómico não identificado, tal como um marcador ou anel supranumerário, é utilizada como tinta para hibridação numa propagação metafásica normal. O cromossoma não identificado é obtido utilizando um classificador de células ativado por fluorescência e é depois amplificado utilizando PCR para preparar a tinta marcada e a origem do cromossoma não identificado é revelada através da identificação do cromossoma com o qual hibridiza.

- Aplicações:

- Utilizado para ordenar genes e segmentos de ADN no cromossoma com uma resolução de 2-3 mega-bases.
- Determinar as ampliações ou perdas de genes.

- Podem também ser detectadas deleções cromossómicas, translocações e pontos de quebra.

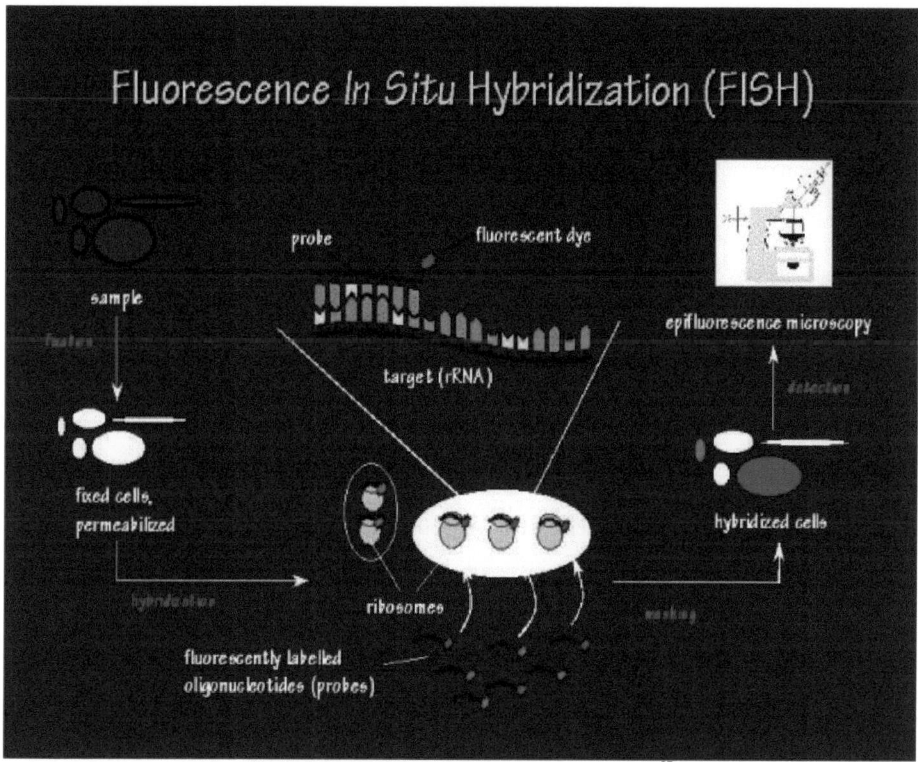

Fig :20 Imagem que representa o processo de FISH.[37]

VII. MICRODISSECÇÃO POR CAPTURA LASER (LCM):

- O LCM foi desenvolvido no Laboratório do Instituto Nacional do Cancro no Centro Nacional de Institute of Health campus Bethesda, EUA.

- A LCM permite aos investigadores obter tipos de células homogéneas e estruturas multicelulares isoladas de amostras de tecidos inteiros ou de citologia.[23]
- ***Princípio :-***
- A LCM baseia-se na adesão preferencial de células identificadas a uma membrana plástica activada por um impulso laser de infravermelhos de baixa energia.[38]

- *Aparelho: -*
- Microscópio invertido
- Díodo laser de infravermelhos
- Controlos laser
- Plataforma de microscópio controlada por joysticks
- Imobilizador de lâminas por vácuo, câmara de dispositivo de acoplamento de carga
- Monitor de cor.[23]
- ***Método:-***
- O LCM utiliza um laser de infravermelhos integrado num microscópio normal. Uma tampa transparente é fixada a uma membrana transparente termoplástica que se encontra diretamente sobre a superfície de uma secção de tecido preparada por rotina numa lâmina de vidro.
- O investigador examina a secção de tecido microscopicamente e ativa o laser quando as células desejadas se encontram no alvo.

- Isto, por sua vez, ativa a membrana com a subsequente ligação e aquisição das células de interesse.
- O impulso do laser é muito breve (aproximadamente 5 mseg) e a membrana é activada a 90°C, pelo que o tecido sofre apenas um transiente térmico muito breve, uma vez que o calor gerado pela membrana é rapidamente dissipado.
- O LCM permite a visualização e a captura de imagens do tecido à medida que este é microdissecado, incluindo imagens do tecido antes e depois da microdissecção. Isto é fundamental para manter um registo exato de cada dissecção e correlacionar a histopatologia com os resultados moleculares subsequentes.[38]
- **Vantagens: -**
- Obtenção de populações de células puras a partir de tecidos frescos, congelados ou fixados e de amostras citológicas para análise genética molecular do ADN

- Estudos de expressão génica.
- Investigação de doenças orais
- Identificar Ig em células plasmáticas nas glândulas salivares
- Estudar a expressão de genes relacionados com a diferenciação e o crescimento no cancro oral
- Fornecer novas informações sobre as mutações do gene p53, a amplificação do gene da ciclina D1 e a perda de heterozigotia no desenvolvimento do cancro oral
- Caracterizar também as deleções homozigóticas dos exões componentes do gene Cyclin depedent kinase inhibitor 2a (CDKN2A) que codifica a proteína p16 na displasia e carcinoma orais.[23]
- **Desvantagens:-**
- O tamanho mínimo do ponto de laser é de aproximadamente 7,5pm, tornando difícil o isolamento de células individuais
- Risco de contaminação a partir de células adjacentes.[23]

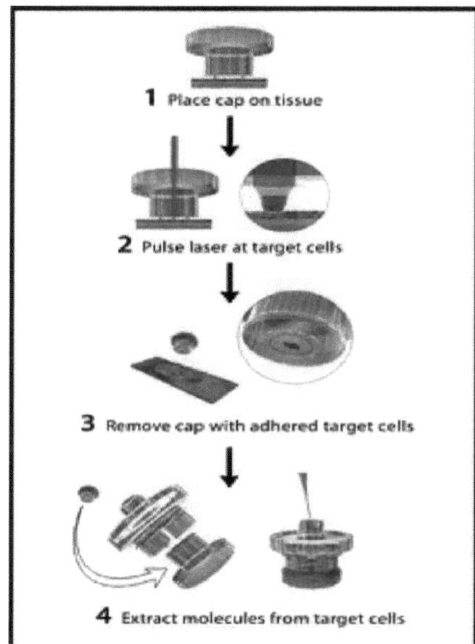

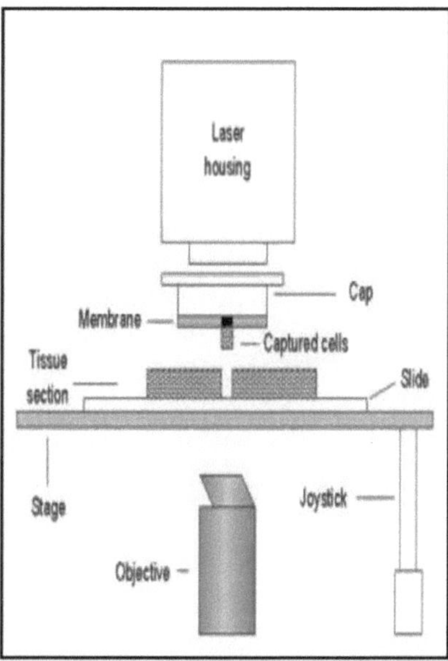

Fig : 21 Diagrama representando o princípio da microdissecção por captura laser (LCM) e os principais

componentes do aparelho LCM.[39]

VIII. *HIBRIDAÇÃO* COMPARATIVA DO GENOMA*:*

- Descrita pela primeira vez por *Kallioniemi et al.*
- Permite o desenvolvimento de um mapa detalhado das diferenças cromossómicas entre células normais e tumorais através da deteção do aumento ou diminuição de segmentos de ADN.[23]
- ***Procedimento:-***

Após a extração do ADN de teste (ou seja, de uma amostra de tumor) e do ADN normal (ou seja, do sangue periférico), as amostras são marcadas de forma diferenciada com fluorocromos discerníveis (ou seja, ADN de tumor com isotiocianato de fluoresceína (FITC) [verde] e ADN de controlo com tetrametilrodamina (TRITC) [vermelho]).

Os dois genomas são combinados com um excesso de ADN de Cot-1 humano e depois hibridizados em cromossomas metafásicos normais.[23]

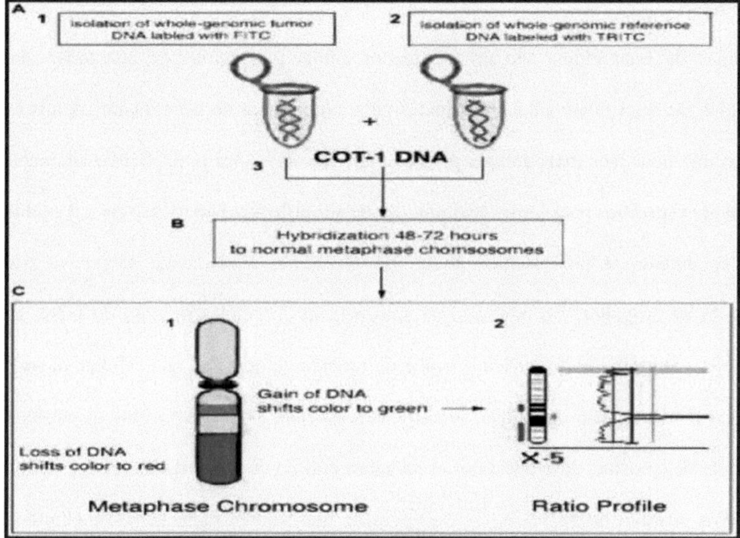

Fig: 22 Mecanismo de hibridação genómica comparativa.[40]

CONCLUSÃO

As tecnologias de imagiologia são procedimentos subjectivos, uma vez que todas elas requerem interpretação e são significativamente afectadas pela experiência do examinador. A tuberculose é um dos métodos não invasivos mais antigos para diagnosticar as lesões orais. Sendo altamente sensível e moderadamente específica para lesões malignas, pode ser utilizada para o rastreio e a exclusão de áreas suspeitas. No entanto, é uma técnica pouco fiável porque é altamente subjectiva e depende da experiência do investigador. Ao contrário da amostragem de células do colo do útero, a análise das células epiteliais superficiais da cavidade oral e da orofaringe por citologia esfoliativa padrão (biopsia por escovagem) provou não ser fiável, identificando apenas 31% dos tecidos displásicos. A análise computorizada de amostras de biópsia por escovagem oral no contexto de lesões pré-malignas tem um valor preditivo positivo de 58,3% e, com o apoio de marcadores moleculares, incluindo tenascina e citoqueratinas, é possível obter diagnósticos exactos. O diagnóstico do cancro oral com base na saliva e a biópsia ótica são métodos não invasivos promissores para o diagnóstico de doenças orais com elevada sensibilidade e especificidade fiável, fáceis de realizar clinicamente pelos profissionais de cuidados primários. Os métodos associados à biologia molecular têm registado excelentes progressos, com uma clara utilidade em diversos domínios da ciência médica. A descoberta da PCR introduziu um avanço tecnológico relevante para a deteção de microrganismos, aumentando a sensibilidade, a precisão e a exatidão do diagnóstico. Os avanços na análise do ADN, ARN e proteínas estão atualmente a revolucionar a prática da patologia cirúrgica. Estas mudanças permitiram uma melhor compreensão de uma série de perturbações e levaram a melhorias na compreensão e classificação de muitas doenças. A dissertação da biblioteca acima descrita descreveu muitas das ferramentas moleculares, imuno-histoquímicas e imunofluorescentes mais importantes que estão atualmente a ser utilizadas ou serão utilizadas em patologia de diagnóstico, bem como as suas aplicações. No futuro, o patologista continuará a desempenhar um papel central no diagnóstico e é concebível que o arsenal de testes de diagnóstico inclua muitos destes avanços. Assim, é provável que estas alterações melhorem a compreensão das doenças que afectam a cabeça e o pescoço e a capacidade do patologista para fazer um diagnóstico.

REFERÊNCIAS

1. Kumar,Abbas,Fausto. Robbins and Cotran Pathologic Basis of Diseases.7th ed. India;Elsevier.
2. Abhijeet Alok, Shivani Singh, Indra Deo Singh, Mallika Kishore. Early Detection of Precancerous and Cancerous Lesion. Universal Research Journal of Dentistry. 2016; 6(1): 10-14.
3. Medhini Singaraju, Sasidhar Singaraju, Kishore Sonawane, Sandeep Jain, Karthik B Gowda. Role of Advanced Diagnostic Aids in Oral Pathology. Indian J Dent Adv. 2013; 5(1): 1125-1129.
4. Esam Omar. Future Imaging Alternatives: The Clinical Non-invasive Modalities in Diagnosis of Oral Squamous Cell Carcinoma (OSCC). The Open Dentistry Journal. 2015; 9: 311-318.
5. Crispian Scully, José V. Bagan, Colin Hopper, Joel B. Epstein. Oral cancer: Current and future diagnostic techniques. American Journal of Dentistry. 2008; 21(4): 200-209.
6. Shamimul Hasan, S. Elongovan. Conventional And Advanced Diagnostic Aids In Oral Cancer Screening – The Journey So Far. Int J Pharm Pharm Sci. 2015; 7(1): 29-33.
7. Stefano Fedele. Diagnostic aids in the screening of oral cancer. Head & Neck Oncology. 2009; **1**(5).
8. Thirugnana Sambandham, K. M. K. Masthan, M.Sathish Kumar, Abhinav Jha. The Application of Vizilite in Oral Cancer. Journal of Clinical and Diagnostic Research. 2013; 7(1): 185-186.

9. G. Sridhar Reddy et al. Diagnosis of oral cancer : The past and present. Journal of orofacial sciences. 2014; 6(1): 10-16.

10. Fig 2. Picture showing mechanism of Vizilite. Available at http://www.atlantadentalarts.com/how-vizilite-plus-works

11. Enric Jane Salas, Lluis Jover, Jose Lopez Lopez. Autofluorescence and diagnostic accuracy of lesions of oral mucosa : A pilot study. Braz Dent J. 2015; 26(6): 580-586.

12. Pravin Gaikwad, Santhosh Kumar S. Hiremath, Shhraddha Singh. Advancements in Diagnostic Aids for Oral Premalignant Lesions. Journal of Dental Sciences and Oral Rehabilitation. 2013; 11-15.

13. Fig 4. Mechanism of Velscope. Available at http://www.velscope.com/velscope-technology/tissue-fluorescence/

14. Narayanasamy Aravindha Babu, M. Elumalai. Advanced Diagnostic Aids in Oral Cancer. Asian Pacific Journal of Cancer Prevention. 2012; 13: 3573-3576.

15. Fig 5. Mechanism of Confocal Microscopy. Available at http://olympus.magnet.fsu.edu/primer/techniques/confocal/confocalintro.html

16. Daniel Malamud, Isaac R. Rodriguez-Chavez. Saliva as a Diagnostic Fluid. Dent Clin North Am. 2011; 55(1): 159–178.

17. Ian Brotherick. Basic DNA Measurement By Flow Cytometry. Available at https://studylib.net/doc/8726150/basic-dna-measurement-by-flow-cytometry.

18. T. Malati. Tumour Markers: An Overview. Indian Journal of Clinical Biochemistry. 2007; 22 (2): 17-31.

19. Sanjay Reddy, Madhavi Reddy, Shyam NDVN. Tumour Markers in Oral Neoplasia. IJDA. 2010; 2(1): 103-114.
20. Richard Mayeux. Biomarkers: Potential Uses and Limitations. The Journal of the American Society for Experimental NeuroTherapeutics. 2004; 1: 182-188.
21. Sofia N et al. Microfluidics platforms for biomarker analysis.The Royal Society of Chemistry. 2014; 14: 1496-1514.
22. Navdeep Dehar, Harinder Singh. Polymerase Chain Reaction. Asian J. Chem. 2006; 18(5): 3437-3441.
23. Richard C. K. Jordan, Troy E. Daniels, John S. Greenspan, Joseph A. Regezi. Advanced diagnostic methods in oral and maxillofacial pathology. Part I: Molecular methods. Oral Surg Oral Med Oral Pathol Oral Radiol Endod. 2001; 92(1): 650-69.
24. Marcela Agne Alves Valones, Rafael Lima Guimaraes, Lucas Andre Cavalcanti Brandao, Paulo Roberto Eleuterio de Souza, Alessandra de Albuquerque Tavares Carvalho, Sergio Crovela. Principles And Applications Of Polymerase Chain Reaction In Medical Diagnostic Fields: A Review. Brazilian Journal of Microbiology. 2009; 40: 1-11.
25. Fig 7. Pictorial representation of PCR process. Available at http://kem-en-tec-nordic.com/pcr-page/
26. Fig 8. Mechanism of Fluorescence Spectrometer. Available at https://www.google.co.in/imgres?imgurl=http%3A%2F%2Fwww.chem.queensu.ca%2Fsites%2Fwebpublish.queensu.ca.chemwww%2Ffiles%2Fimages%2FResearch%2FGroups%2FStephen_brown_research_fig.gif&imgrefurl=http%3A%2F%

2Fwww.chem.queensu.ca%2Fnode%2F164&docid=Aw6lwheFcg3vRM&tbnid=yxljAifpzktAuM%3A&vet=1&w=350&h=362&bih=662&biw=1366&q=fibre%20optic%20fluorescence%20spectrometer&ved=0ahUKEwjStbmBm4fRAhXCql8KHc38BDE49AMQMwgYKBYwFg&iact=mrc&uact=8

27. The Enzyme Linked Immuno Sorbent Assay (ELISA). Bull. World Health Organ. 1976; 54: 129-139. Available at https://www.ncbi.nlm.nih.gov/pmc/articles/PMC2366430/.
28. Fig 9 & 10. Diagrams of Direct and Sandwitch ELISA. Available at https://en.wikipedia.org/wiki/ELISA.
29. Fig 11. Process of Competitive ELISA. Available at http://www.microbiologynotes.com/elisa-principle-types-and-applications/
30. Richard C. K. Jordan, Troy E. Daniels, John S. Greenspan, Joseph A. Regezi. Advanced diagnostic methods in oral and maxillofacial pathology. Part II: Immunohistochemical and immunofluorescent methods. Oral Surg Oral Med Oral Pathol Oral Radiol Endod. 2002; 93(1): 56-74.
31. Fig: 12 The direct method of immunohistochemical staining uses one labelled antibody, which binds directly to the antigen being stained. Available at https://en.wikipedia.org/wiki/Immunohistochemistry
32. Shambulingappa Pallagatti, Soheyl Sheikh, Nidhi Puri, Deepak Gupta, Balwinder Singh. Colposcopy: A new ray in the diagnosis of oral lesions. Indian Journal of Dental Research. 2011; 22(6): 810-815.

33. Issrani R, Ammanagi R, Keluskar V. Use Of Colposcopy For Diagnosing Oral Mucosal Lesions: An Illusion Or A Realistic Possibility?. Indian Journal of Cancer. 2015; 52(3): 370-374.

34. Fig: 12 The direct method of immunohistochemical staining uses one labelled antibody, which binds directly to the antigen being stained. Available at https://en.wikipedia.org/wiki/Immunohistochemistry

35. Fig 15. Pictorial representation of steps in DNA Chip Technology. Available at https://en.wikipedia.org/wiki/DNA_microarray

36. Fig : 17 Pictorial representation of Southern Blot Technique. Available at http://wiki.biomine.skelleftea.se/biomine/molecular/index_20.htm

37. Ajay Kumar. In situ Hybridization. International Journal of Applied Biology and Pharmaceutical Technology. 2001; I(2): 418-430.

38. Falko Fend, Mark Raffeld. Laser capture microdissection in pathology. J Clin Pathol. 2000; 53: 666–672.

39. Fig 21. Diagram representing the principle of laser capture microdissection (LCM) and the main components of the LCM apparatus. Available at

40. http://www.lri.se/sub/micro.html. Nicole McNeil, Cristina Montagna, Michael J Difilippantonio, Thomas Ried. Comparative Cancer Cytogenetics. Atlas Genet Cytogenet Oncol Haematol. 2003; 7(4): 289-300.

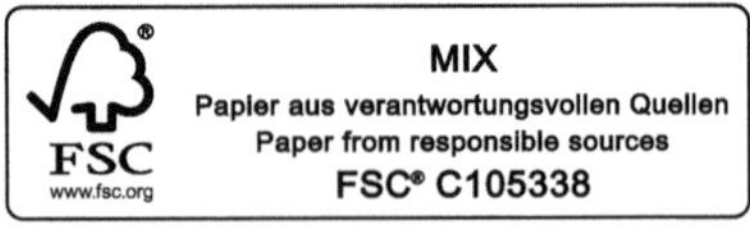

Printed by Books on Demand GmbH, Norderstedt / Germany